LES ACTUALITÉS MÉDICALES

Le Rhume des Foins

LES ACTUALITÉS MÉDICALES

Nouvelle collection de vol. in-16 carré de 100 pages avec fig., cartonnés

Prix de chaque volume .... 1 fr. 50

ABONNEMENT A 12 MONOGRAPHIES : 16 FRANCS

La Grippe, par le Dr L. GALLIARD, médecin de l'hôpital Saint-Antoine. 1 vol. in-16 carré, 100 pages avec 7 fig., cart. 1 fr. 50

Les États neurasthéniques, par le Dr GILLES DE LA TOURETTE, professeur agrégé à la Faculté de médecine, médecin de l'hôpital Saint-Antoine, 1 vol. in-16 carré, 92 pages, cart. 1 fr. 50

Formes cliniques et traitement des myélites syphilitiques, par le Dr GILLES DE LA TOURETTE. 1 vol. in-16 carré, 92 pages, cart. 1 fr. 50

La Diphtérie, par le Dr H. BARBIER, médecin des hôpitaux, et G. ULMANN, interne des hôpitaux. 1 vol. in-16 carré, 96 pages avec 7 fig., cart. 1 fr. 50

Psychologie de l'instinct sexuel, par le Dr Joanny ROUX, médecin-adjoint (désigné) des Asiles d'Aliénés de Lyon. 1 vol. in-16 carré, 96 pages avec fig., cart. 1 fr. 50

La Radiographie et la Radioscopie cliniques, par le Dr L.-R. RÉGNIER, chef du laboratoire de radiographie de la Charité. 1 vol. in-16 carré, 96 pages et 11 fig., cart. 1 fr. 50

Les Rayons de Rœntgen et le diagnostic de la Tuberculose, par le Dr A. BÉCLÈRE, médecin de l'hôpital Saint-Antoine, 1 vol. in-16 carré, 96 pages et 9 fig., cart. 1 fr. 50

Le Tétanos, par le Dr J. COURMONT, professeur agrégé à la Faculté de Lyon, médecin des hôpitaux, et M. DOYON, professeur agrégé à la Faculté de Lyon. 1 vol. in-16, 96 pages et 4 fig., cart. 1 fr. 50

Les Régénérations d'organes, par le Dr P. CARNOT, docteur ès sciences, ancien interne des hôpitaux de Paris. 1 vol. in-16, 96 pages et 14 fig., cart. 1 fr. 50

Thérapeutique oculaire, *nouvelles médications, opérations nouvelles*, par le Dr F. TERRIEN, chef de clinique ophtalmologique à la Faculté de médecine de Paris. 1 vol. in-16 carré, 96 pages et 12 figures, cart. 1 fr. 50

Les Auto-intoxications de la grossesse, par le Dr BOUFFE DE SAINT-BLAISE, accoucheur des Hôpitaux de Paris. 1 vol. in-16 carré, 96 pages, cart. 1 fr. 50

Le Diabète, par le Dr R. LÉPINE, professeur à la Faculté de médecine de Lyon, médecin des hôpitaux de Lyon. 1 vol. in-16 carré, 96 pages, cart. 1 fr. 50

Le Rhume des Foins, par le Dr J. GAREL, médecin des Hôpitaux de Lyon. 1899. 1 vol. in-16 carré, 96 pages, cart. 1 fr. 50

LES ACTUALITÉS MÉDICALES

Le Rhume des Foins

PAR

LE Dr J. GAREL
MÉDECIN DES HÔPITAUX DE LYON

Ouvrage couronné par l'Académie de Médecine

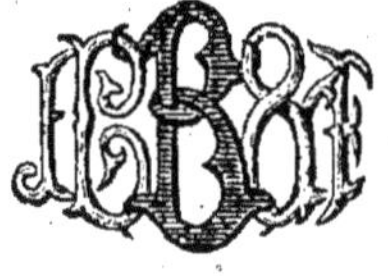

PARIS
LIBRAIRIE J.-B. BAILLIÈRE ET FILS
19 RUE HAUTEFEUILLE, 19

1899

LE RHUME DES FOINS

O fortunatos nimium, sua si bona norint
Agricolas.

INTRODUCTION

Nous avons eu l'occasion d'observer un certain nombre de cas de rhume des foins, et depuis dix ans nous apportons tous nos soins à recueillir les observations des malades qui, chaque année, se présentent à nous vers la période du printemps. Depuis longtemps déjà nous avons été frappé également de la ressemblance très grande qui existe entre le rhume des foins et le coryza spasmodique apériodique, aussi avons-nous parallèlement récolté toutes les observations de coryza spasmodique qu'il nous a été donné d'observer.

Le travail que nous présentons aujourd'hui repose sur une statistique comprenant 68 observations de rhume des foins et 91 observations de coryza spasmodique apériodique. Cette statistique a été relevée sur une période de dix années, c'est-à-dire depuis 1888 jusqu'à 1897 inclusivement.

Le moment nous parait parfaitement choisi pour tracer un tableau d'ensemble sur cette question si embrouillée d'abord et sur laquelle ont été émises tant de théories différentes, théories offrant toutes un semblant de valeur, mais impuissantes chacune à tout expliquer.

Il est actuellement possible de se retrouver au milieu de ce chaos d'opinions si diverses et de jeter un peu de lumière sur la pathogénie de cette affection. On sait que cette maladie a été plus spécialement étudiée à l'étranger, surtout en Amérique et en Angleterre. En France, elle était pour ainsi dire inconnue, et, lors des premiers travaux français, il se trouva des adversaires résolus, refusant d'englober cette affection nouvelle dans le cadre nosologique. Un de nos médecins, non des moins illustres, n'acceptait qu'avec dédain cette nouvelle recrue, et prétendait qu'il fallait se méfier de cette maladie d'importation, venue d'un pays célèbre par l'invention de nombreuses machines de toute espèce. Nous sommes convaincu que l'auteur en question est revenu de sa première opinion et qu'il a certainement reconnu plus tard l'existence du syndrôme sous lequel on a décrit le rhume des foins.

Il est évident que la confusion première a dû surgir de la connaissance bien établie des formes du coryza spasmodique apériodique dont les allures, identiques à celles du coryza printanier, faisaient rejeter d'emblée l'influence plus ou moins mystérieuse des grains de pollen en suspension dans l'air. C'est la raison qui, en 1873, faisait dire à Decaisne, à l'Académie des Sciences, que la fièvre des foins n'était pas une entité morbide, qu'elle s'attaquait aussi bien à ceux qui récoltent le foin qu'à ceux qui habitent les grandes villes, que sa périodicité n'était pas prouvée, et enfin qu'il s'agissait d'une simple fièvre catarrhale dépendant des mêmes conditions atmosphériques que les bronchites aiguës ordinaires.

Le fait qui contribua le plus à la vulgarisation du rhume des foins fut, sans conteste, la publication des travaux des médecins qui, atteints eux-mêmes de l'affection, avaient pu, en toute connaissance de cause, étudier le retour périodique du coryza.

La périodicité est maintenant un fait indéniable et, de ce chef, on est en droit absolu de donner un nom spécial à une affection qui se présente ainsi chaque année à la même époque. Mais nous verrons plus loin que, lorsque nous disons *la même époque*, nous n'entendons nullement démontrer qu'il s'agit d'une époque identique et invariable dans tous les pays. Il est, en effet, certain que la fièvre des foins ne survient généralement pas en Europe à la même époque qu'en Amérique. Cela prouve simplement que l'agent irritant extérieur qui intervient comme cause déterminante diffère dans les deux continents.

Mais si nous réservons pour le coryza périodique un nom spécial, nous n'entendons faire cette distinction qu'au point de vue de sa périodicité, car, pour nous, nous ne voyons pas la moindre différence entre le coryza apériodique et le rhume des foins. La périodicité du second est réglée par sa cause déterminante extérieure fixe, tout comme l'irrégularité du premier l'est par l'action d'une influence extérieure qui, par sa nature même, échappe à toute régularité. Nous nous attacherons dans cette étude à suivre pas à pas les deux affections en nous appuyant plus spécialement sur les faits observés par nous, et nous espérons de la sorte emporter la conviction de ceux qui douteraient encore de la similitude des deux variétés de coryza.

Dans le plan que nous nous sommes tracé, nous allons tout d'abord chercher à nous entendre sur la dénomination la plus convenable à donner à l'affection qui nous occupe ; puis nous aborderons la question historique enrichie d'un assez grand nombre de travaux dans ces dernières années. Nous ferons ensuite une étude étiologique de l'affection, nous passerons en revue la symptomatologie à propos de laquelle nous montrerons la direction nouvelle imprimée à l'affection par la découverte de la rhinoscopie, soit au point de vue de la théorie, soit au point de vue du traitement. Enfin, après quelques considérations diagnostiques, nous ferons un exposé détaillé des méthodes thérapeutiques sur lesquelles les opinions sont encore fort divisées.

I. — TERMINOLOGIE ET DÉFINITION

Si nous jetons un coup d'œil sur les diverses monographies concernant le sujet, nous trouvons une série considérable de dénominations. Natier (1) relève plus de 50 noms; mais si l'on examine attentivement cette liste, on voit que plusieurs sont absolument identiques. Nous retiendrons seulement les principales dénominations telles que : *catarrhe de Bostock*, *catarrhe printanier*, *catarrhe d'automne*, *rhume d'été*, *coryza*, *rhume*, *fièvre ou asthme des foins*, *rhume des roses*, *des pêches*, *rhino-bronchite spasmodique*, *rhino-bronchite annuelle*. Aucun de ces termes ne parait devoir donner entière satis-

(1) Natier. Thèse de Paris, 1888.

faction, car tous nous semblent basés sur une idée théorique.

Nous croyons, avant tout, qu'il faut adopter un terme clair et précis supprimant toute équivoque, et nous ne voyons pas pour cela qu'il soit nécessaire de créer un nom spécial reposant sur la véritable théorie, d'autant plus que les théories admises sont nombreuses. Nous tenons à conserver le *rhume ou asthme des foins* ou *Hay Fever* en anglais et *Heufieber* en allemand. Ce terme est bien connu de tous et, avec lui, il n'y a plus aucune chance d'erreur.

Quant à la définition précise à donner à cette affection, on doit être plus difficile, il est bon d'y faire entrer tous les éléments du problème.

Pour Morell-Mackenzie, le rhume des foins est une maladie particulière de la muqueuse du nez, des yeux et des voies respiratoires donnant lieu à du catarrhe et à de l'asthme, maladie causée invariablement par le pollen des graminées et des fleurs, et survenant au moment de la floraison.

Pour Ruault, il s'agit d'une névropathie réflexe du trijumeau, d'origine nasale ou oculaire; elle résulte de l'irritation des terminaisons nerveuses des muqueuses par certaines poussières, et notamment par le pollen de certaines plantes, mais l'irritation est plutôt microbienne que mécanique, et elle s'observe le plus souvent chez des goutteux ou des névropathes.

J.N. Mackenzie (de Baltimore) définit plus simplement le rhume des foins sous le nom de *coryza vaso-moteur périodique.*

Macdonald, qui, comme nous, est convaincu de l'identité du rhume des foins et du coryza spasmodique apériodique, englobe les deux variétés sous la désignation d'*éternuement paroxystique*. Son but est de grouper ainsi tous les cas survenant en été ou en hiver et dus à n'importe quelle cause excitante.

Leflaive, au contraire, insiste sur le caractère périodique en définissant l'affection une rhino-bronchite annuelle ou asthme d'été, décidé qu'il est à repousser toute analogie avec le coryza spasmodique vulgaire.

La définition de Natier nous plaît davantage, elle est donnée sous les termes suivants : la fièvre des foins est une affection périodique due à l'action irritante, sur une muqueuse nasale prédisposée, de certains agents extérieurs, comme, par exemple, le pollen des plantes. De l'avis même de Natier, cette définition est incomplète.

Imbu de l'identité du coryza spasmodique et de l'asthme des foins, nous préférons cette autre définition : « Le coryza spasmodique est une affection oculo-naso-bronchique paroxystique, due à une ou plusieurs causes irritantes extérieures agissant sur une muqueuse à sensibilité idiosyncrasique, chez des sujets appartenant directement ou par hérédité à la classe des névropathes ou des goutteux. L'asthme des foins n'est rien autre qu'une variété du coryza spasmodique dont la cause irritante extérieure provient du pollen des plantes. »

La question ainsi posée se présente d'une façon nette et précise. Nous n'avons qu'à faire varier l'agent irritant extérieur et nous avons, soit le rhume des foins périodique, soit le coryza spasmodique à manifestations irrégulières.

L'idée de réunir les deux variétés dans un seul et même cadre est soutenue actuellement par un certain nombre d'auteurs parmi lesquels nous citerons surtout

Sajous, Macdonald, Molinié, Vassal, etc. Nous nous efforcerons de démontrer, par l'étude clinique des faits observés par nous dans ces dix dernières années, la justesse de cette opinion.

II. — HISTORIQUE

C'est Heberden qui, le premier, en 1802, avait remarqué que le catarrhe pouvait devenir périodique chaque été et durer une partie de la saison. Mais c'est à Bostock, en 1819, que nous devons le premier travail d'ensemble. Il souffrait lui-même de cette maladie et en fit une bonne description, en insistant sur les localisations oculaire et bronchique. Neuf ans plus tard, il publia un mémoire plus important et donna à la maladie le nom de *catarrhe d'été;* nous savons d'ailleurs que l'affection est également connue sous le nom de *catarrhe de Bostock.*

Immédiatement après parurent les travaux de Mac Cullock et de Gordon.

En 1831, Ellioston publie une note dans laquelle il déclare qu'un de ses malades lui a suggéré l'idée que le pollen devait être la cause du catarrhe d'été.

A partir de cette époque jusqu'en 1860, nous avons une série de publications soit en Amérique, soit en Angleterre; ce sont les travaux de Prater, King, Ramadge, Pirrie, Moore, Kirchmann, Walshe, Watson, etc. Dans cette même période paraissent en France les mémoires de Cazenave (1837), puis de 1859 à 1862, ceux de Dechambre, Fleury, Hervier.

En 1862, Phœbus (de Giessen) publie un important travail basé sur une vaste enquête faite auprès du corps médical, mais il n'apporte qu'un seul fait personnel.

A signaler en 1865 et 1867 les articles des dictionnaires dus à G. Sée et à Parrot.

La théorie microbienne due à Helmholtz date de 1869. L'année suivante, Roberts croit faire une découverte remarquable en prétendant que le froid excessif du nez est le symptôme pathognomonique du rhume des foins.

Enfin, en 1868 et 1872, Guéneau de Mussy publie deux célèbres leçons dans lesquelles il jette la base de la théorie arthritique. Son élève Herbert tente de réunir dans le même cadre le rhume des foins et le coryza spasmodique, sans apporter toutefois une très grande clarté dans sa description.

C'est aussi en 1872 et 1873 que Strauss et Decaisne refusent d'admettre le rhume des foins comme une véritable entité morbide.

A la même époque, Morill Wyman fit le premier la distinction entre le Hay Fever anglais survenant au printemps et le rhume d'automne spécial à l'Amérique.

Dans cette même année 1872, nous avons encore à citer en France les thèses de Willemsens et de Bouffier.

L'année 1873 nous apporte un mémoire de la plus haute importance, celui de Blackley, qui prétend que le pollen est l'unique cause du Hay Fever. Cet auteur s'appuie sur des expériences très précises faites sur lui-même.

En 1876, Beard (de New-York), renouvelant la tentative de Phœbus, fait une enquête américaine, de laquelle il résulte que la plupart des malades étaient des névropathes. Il signale, en outre, plus de 100 causes différentes du coryza.

Viennent ensuite les thèses de Giffo (1879), de Benoît (1886) et une revue générale de Éloy (1).

Daly (de Pittsburg), en 1882, ignorant les causes extérieures et atmosphériques, émet l'hypothèse que la maladie tient à une lésion intrinsèque du nez et que le traitement chirurgical est le seul efficace. Immédiatement Roe (de Rochester) se rallie à l'opinion de Daly.

En 1884, à Lyon, Bondet et H. Mollière plaident pour l'étiologie arthritique et goutteuse. John Mackenzie (de Baltimore) devient partisan de la lésion nasale et se livre à l'étude des zones sensibles. Il rejette complètement la théorie du pollen.

L'année 1885 marque une grande période dans l'étude de l'asthme des foins, car elle donne le jour à deux des travaux les plus importants, celui de Morell-Mackenzie en Angleterre et celui de Sajous à Philadelphie. Le premier combat le traitement par la galvanocaustie ; le second, tout en admettant l'efficacité du galvanocautère, le remplace par l'acide acétique glacial qu'il dit agir sur une plus vaste étendue de la muqueuse.

A partir de cette époque, les mémoires originaux se multiplient. Outre les livres de M. Mackenzie et de Sajous, nous avons lu plus de 50 publications en grande majorité issues du nouveau continent. C'est la période la plus instructive à étudier.

Bosworth (1885) émet une opinion éclectique. Il insiste sur l'influence de la sténose nasale qui cause en arrière une diminution de la pression atmosphérique, entraîne la dilatation des vaisseaux et affaiblit l'action

(1) Éloy, *Union médicale* (1884).

des vaso-moteurs. Mattews, au contraire, se refuse à admettre autre chose que l'influence du pollen.

En 1887, Leflaive (1) donne à l'affection le nom de rhino-bronchite annuelle et se rallie purement et simplement à la diathèse goutteuse. Il fait intervenir l'augmentation du taux de l'acide urique et pour tout traitement ne s'adresse qu'à la diathèse. La même année, Rumbold en fait une névrose d'origine inflammatoire.

De nombreux travaux sur la question paraissent en 1888. Richard Thomas, un éclectique, admet 4 facteurs du Hay Fever. Bishop se rattache à la théorie nerveuse fonctionnelle réflexe. Klingensmith est un fervent de la théorie nasale et du traitement chirurgical.

Woakes va jusqu'à attribuer le rhume des foins à une ethmoïdite nécrosante.

Puis surgit l'importante thèse de Natier qui adopte la théorie nasale comme la seule capable d'expliquer tous les phénomènes, et cet auteur mène de front le traitement médical et le traitement chirurgical.

A cette époque, Lermoyez fait l'éloge du travail de Leflaive; il repousse la théorie du pollen, se rallie à la diathèse goutteuse et condamne le traitement chirurgical.

Citons encore les travaux de moindre importance de Woodward, Genth Carl, Bigg, Illingworth.

En 1889, Ruault se prononce en faveur de la névropathie réflexe et fait intervenir des micro-organismes. Viennent ensuite quelques travaux surtout thérapeutiques de Hill de Havilland, Windler et Bronner.

En 1890, Whitehill Hinkel (de Buffalo) tranche en

(1) Leflaive, Thèse de Paris, 1887.

faveur de la théorie éclectique. Macdonald (1) soutient l'analogie du rhume des foins et du coryza spasmodique. Audle fait une étude thérapeutique et Frank Hamilton Potter déclare que le traitement local, le seul efficace, n'a pas une action durable.

En 1891, il suffira de citer les noms de Woodward, de Hugo Lœbinger et enfin de Stickler, ce dernier s'élevant contre l'abus de la cocaïne.

En 1892, outre les publications de Szoner, de Leal, de Kyle, mentionnons l'excellente revue de Tissier dans les *Annales de Médecine*.

En 1893, Sajous revient à nouveau sur la question et déclare que le Hay Fever n'est pas une maladie *per se*, mais le résultat de la cessation brusque des fonctions inhibitoires des centres nerveux présidant aux phénomènes physiologiques du tractus respiratoire supérieur. Macdonald pose en principe que moins le nez offre de lésions objectives, plus le traitement est incertain.

Bryson Delavan dit que la lésion nasale n'est pas une condition indispensable et parle en faveur du traitement général.

Ferber Rudolph insiste sur l'importance de la révulsion sur l'oreille externe.

En 1894, Molinié, dans une thèse inspirée par nous, se fait l'apôtre résolu de la similitude du Hay Fever et du coryza spasmodique.

En 1895, Tyrrell Shawe (Canada) revient résolument à l'opinion de Leflaive touchant l'action de l'acide urique, opinion qui fait l'objet de plusieurs travaux dans les deux années qui vont suivre. A citer dans cette année

(1) Macdonald, *Traité des maladies du nez.*

la thèse de Leseur, puis les articles de Cartaz et de Lermoyez.

En 1896, le mémoire le plus important est celui de Bishop (de Chicago). Cet auteur, tout en reconnaissant le caractère essentiellement nerveux de l'affection, propose la théorie de l'uricémie qui ne va pas à l'encontre de la théorie nerveuse, mais semble au contraire la consolider. Un plaidoyer énergique de la même cause est soutenu encore par Northon Wilson.

Bulette écrit en faveur du traitement par le galvanocautère et par l'acide trichloracétique; William Cheatham recommande localement l'acide chromique et un traitement général contre l'élément goutteux.

En 1897, Vassal (1) se rend à l'avis de Molinié et de Garel sur l'identité du coryza spasmodique et du Hay Fever. Strangways prétend que le pollen ne peut agir que par les toxines engendrées par le protoplasma des grains polliniques.

Nous en avons fini avec l'historique de la question. On voit que les travaux publiés dans ces dernières années ont une importance considérable, ils ont fait faire un grand pas au point de vue de la pathogénie et du traitement.

III. — ÉTIOLOGIE

Dans ce chapitre nous allons passer en revue les différentes causes susceptibles de produire le rhume des foins, en nous basant autant sur les travaux des auteurs que sur notre propre statistique.

(1) Vassal, Thèse 1897.

Race. — Les travaux sur le rhume des foins ayant vu le jour en Amérique et en Angleterre, il était naturel de penser que la maladie était spéciale aux Américains et aux Anglais. C'était l'opinion de Morell-Mackenzie qui pensait que le Hay Fever était rare dans le Nord de l'Europe. Sa rareté n'était pas moins grande chez les Français, les Allemands, les Russes, les Italiens et les Espagnols. Les rares cas observés en Afrique et en Asie semblaient ne frapper que des sujets d'origine anglaise.

Nous croyons qu'il y a là une exagération considérable, car depuis que l'affection est mieux connue, les cas semblent se multiplier. Le chiffre de 110 cas de la statistique de Joal et celui de 68 de notre statistique personnelle peuvent faire bonne figure à côté des statistiques étrangères. En effet, à l'époque de la publication du livre de Morell-Mackenzie, cet auteur signalait les statistiques de Blackley comprenant 48 cas, de Wyman 55 cas, et la sienne propre portant sur 61 malades. Quant aux statistiques de Beard et de Phœbus comprenant, l'une 200 cas et l'autre 433, elles ont moins d'importance pour la détermination géographique exacte de la maladie, car ce sont des statistiques générales englobant celles d'un grand nombre de médecins.

Nous croyons donc que si dans la région lyonnaise nous avons rencontré 68 cas, sans compter quelques autres cas que nous connaissons dans notre entourage et que nous n'avons pas eu l'occasion de traiter, nous pouvons affirmer que notre pays n'est pas plus déshérité que les autres au point de vue du rhume des foins. Leflaive a donc eu tort de croire que la fréquence dépendait de la race et non du climat. Il prétendait que la race anglo-saxonne tenait la corde à cause de sa prédisposition plus

grande aux accidents goutteux et arthritiques, mais il avouait pourtant que la différence de fréquence entre les diverses contrées tendait à diminuer à mesure que l'on savait mieux de tous côtés diagnostiquer l'affection. Pour Phœbus qui avait publié sa statistique avant les travaux américains, l'Angleterre se présentait en première ligne, puis en seconde ligne l'Allemagne et enfin la France.

Il faut en rabattre de ces diverses prétentions et reconnaître que le Hay Fever existe à peu près aussi fréquemment dans tous les pays. Et si Morell-Mackenzie prétend que l'affection est plus fréquente dans le sud de l'Angleterre que dans le nord et qu'elle se rencontre plus souvent vers le nord des États-Unis, cela tient uniquement à ce qu'elle a été étudiée d'une manière différente sur ces divers points.

Age. — Il n'est pas toujours facile, surtout dans les cas non héréditaires, de dire à quel âge un malade a eu sa première crise; les premiers accès ne sont pas toujours diagnostiqués.

D'après Morell-Mackenzie, l'affection débute avant 40 ans, elle est rare à 60 ans ainsi que dans l'enfance. Leflaive et Molinié (1) reconnaissent que le début après 40 ans est exceptionnel et Vassal fixe le début ordinaire entre 15 et 25 ans.

Pour nous, voici le résultat auquel nous a conduit notre statistique :

Sur 68 malades, nous avons :

(1) Nous devons déclarer que notre statistique comprend celle de Molinié, notre élève et ami, car sa thèse, soutenue en 1894, était entièrement basée sur des cas de notre pratique personnelle. A cette statistique nous avons ajouté tous les cas nouveaux que nous avons observés depuis 1894.

Au-dessous de 10 ans	5 cas.
De 10 à 20 ans	13 —
De 20 à 30 ans	9 —
De 30 à 40 ans	16 —
De 40 à 50 ans	14 —
De 50 à 60 ans	4 —
A 60 ans	1 —

(Age inconnu pour les autres cas.)

On voit que la plus grande fréquence de l'affection se trouve à l'âge moyen de la vie, entre 30 et 40 ans. A cette période nous enregistrons en effet 30 cas, presque la moitié des cas observés par nous. Mais on voit aussi que l'affection s'attaque assez fréquemment à la jeunesse, puisque de 20 à 30 ans nous avons trouvé 13 cas.

Comme nous l'avons déjà dit, notre but est de poursuivre parallèlement dans ce travail l'étude du coryza spasmodique apériodique; aussi devons-nous chercher à établir par des chiffres précis l'analogie très grande qui existe entre les deux variétés.

Notre statistique relative à l'âge des malades atteints de coryza apériodique nous donne pour 91 cas observés :

De 10 à 20 ans	12 cas.
De 20 à 30 ans	27 —
De 30 à 40 ans	29 —
De 40 à 50 ans	8 —
De 50 à 60 ans	2 —

(Age inconnu pour les autres cas.)

Si l'on veut bien comparer ces deux tableaux, on est frappé de la ressemblance proportionnelle des chiffres. Le maximum de fréquence se rencontre encore ici de 20 à 50 ans. On voit aussi que l'affection devient rare à un âge avancé.

On remarque que dans ce second tableau nous n'avons aucun cas au-dessous de 10 ans; cela provient de ce que nous n'avons pas voulu faire entrer ici certains cas d'asthme de la première enfance dont nous possédons plusieurs observations. Dans la plupart de ces cas, il est bien signalé que l'asthme débute par du coryza et des éternuements, mais l'asthme prédomine avec une telle intensité que le coryza nous paraît à peu près négligeable.

Sexe. — Au point de vue du sexe, les hommes paraissent plus prédisposés que les femmes.

Sur 433 cas provenant des statistiques de Phœbus, Wyman et Beard, on ne trouve que 142 femmes, soit 1/3 pour les femmes et 2/3 pour les hommes. Morell-Mackenzie a obtenu le même chiffre que dans les statistiques précédentes. Macdonald, Molinié, Leflaive signalent tous la même proportion.

Quant à nous, d'après nos observations, nous arrivons à un résultat identique :

Femmes	24
Hommes	44

Relativement au coryza apériodique, nous avons à signaler une différence moins importante au point de vue du sexe. Sur nos 91 cas, si nous retranchons deux observations dans lesquelles nous avons oublié de mentionner le sexe, nous constatons la proportion suivante :

Femmes	41
Hommes	48

On arrive presque à l'égalité de fréquence pour les deux sexes, mais cependant avec une légère prédominance en faveur du sexe masculin.

Nombre d'années depuis lequel existe l'affection. — Le renseignement sur lequel nous allons nous appesantir maintenant a été fort mal décrit par les divers auteurs. Nous savons cependant que Abbott Smith et Leflaive ont vu des cas durant depuis plus de 50 ans. Les chiffres que nous allons donner n'ont qu'une valeur relative, car s'ils indiquent le nombre d'années depuis lequel nos malades étaient atteints de Hay Fever, ils ne veulent rien dire au point de vue de la durée totale. Voici les chiffres que nous avons relevés :

Malades observés dès la première crise...	9 cas.
— souffrant depuis 2 années......	5 —
— — — 3 —	5 —
— — — 4 —	4 —
— — — 5 —	2 —
— — — 6 —	5 —
— — — 7 —	2 —
— — — 8 —	1 —
— — de 9 à 20 —	9 —
— — depuis plus de 20 années	6 —
Cas très anciens à début inconnu........	6 —

(Début inconnu pour les autres cas.)

Il résulte de ce tableau que les cas remontant à 15 ou 20 ans sont loin d'être rares.

Quant au coryza apériodique, le résultat de nos investigations démontre qu'il ne le cède en rien à l'asthme des foins au point de vue de la durée. Nos chiffres malheureusement ne portent que sur 40 de nos 91 cas.

Nous avons rencontré de la sorte 11 cas à début très ancien, remontant à l'enfance ou existant depuis une période de 13 à 24 ans. Tous les autres duraient depuis 1, 2, 3, 4, 6 et 8 ans. Nous avons aussi observé 8 cas récents, datant de 3 à 11 mois.

C'est encore là une analogie importante pour la comparaison que nous désirons établir entre les deux variétés de coryza spasmodique.

Hérédité. — L'hérédité de l'asthme des foins est un fait démontré depuis les travaux de Guéneau de Mussy, de Phœbus, de Wyman, de Morell-Mackenzie. Pour ce dernier, l'hérédité se rencontre dans 40 0/0 des cas. Beard parle de 33 0/0 et Wyman de 20 0/0 seulement.

Voyons la part faite à l'hérédité dans notre propre statistique. Nos malades nous ont signalé l'existence de l'asthme des foins chez leurs parents dans la proportion suivante :

4 fois chez le père,
3 fois chez la mère,
2 fois chez les frères ou sœurs,
1 fois chez un oncle.

Ajoutons à cela un malade qui avait cinq frères, dont trois étaient atteints de Hay Fever et un d'accès d'asthme.

Un autre malade avait sa mère et sa fille atteintes de rhume des foins.

Cela fait un total de 15 cas d'hérédité, mais répartis sur douze familles seulement. Ce chiffre nous rapproche du taux de 20 0/0.

Mais il ne suffit point de faire intervenir ici la seule hérédité directe du rhume des foins. Comme nous l'avons déjà fait pressentir et comme nous le démontrerons dans la suite, l'affection a des liens de parenté avec toutes les affections qui touchent au coryza spasmodique apériodique, à l'arthritisme, à la goutte, au rhumatisme, à l'eczéma, etc. Il est donc utile de signaler au même titre toutes les maladies que nous avons rencontrées chez les ascendants ou parents plus ou moins directs, tout en faisant remarquer que les renseignements de ce genre sont souvent difficiles à recueillir.

Nous trouvons ainsi un malade dont plusieurs parents

avaient du coryza spasmodique et l'un d'eux plus particulièrement prenait du coryza toutes les fois qu'il voyageait en chemin de fer.

L'asthme se rencontre 4 fois chez les parents de nos malades. L'un d'eux avait un oncle dont l'asthme se produisait toutes les fois qu'il touchait de la farine de lin et sa sœur prenait de l'eczéma des mains sous l'influence de la même cause.

Nous avons rencontré 6 fois la goutte chez les parents de nos malades, et, dans deux cas, la goutte avait frappé plusieurs membres de la même famille. Le rhumatisme plus ou moins chronique est signalé 2 fois et le diabète 1 fois seulement.

Enfin les antécédents nerveux héréditaires existent sur une vaste échelle.

Joal a, comme nous, fait une énumération de toutes les maladies que l'on peut relever dans les antécédents, maladies appartenant pour la plupart au groupe des désordres par ralentissement de la nutrition.

Mais, si nous signalons le coryza apériodique dans les antécédents du rhume des foins, inversement nous constatons 3 fois la présence du rhume des foins dans les antécédents de malades atteints de coryza apériodique (1 fois chez le père, 1 fois chez la mère et 1 fois chez un frère).

Il nous a été donné d'observer aussi 3 fois l'hérédité directe du coryza apériodique lui-même.

On nous dira sans doute que 3 cas de Hay Fever dans les antécédents du coryza apériodique, c'est un chiffre bien faible; tel n'est point notre avis si l'on veut bien considérer que le rhume des foins est une maladie relativement fort rare. Le fait devait être mis en lumière pour démontrer la parenté étroite qui existe entre le rhume des foins et le coryza apériodique. Si ce dernier se rencontre plus souvent, c'est qu'il peut se développer sous l'influence de causes irritantes extérieures multiples, tandis que le premier semble n'apparaître que sous l'influence d'une cause à peu près unique, le pollen des plantes.

Tels sont les éléments fournis par notre statistique sur les antécédents héréditaires. Passons maintenant aux antécédents personnels.

Antécédents personnels. — Il faut bien savoir, et cela a déjà été admis par divers auteurs, que quelques sujets atteints de rhume des foins sont également enclins à prendre du coryza spasmodique dans d'autres périodes de l'année. Huit fois sur 68, nous avons observé cette complication de coryza apparaissant par accès en dehors de la période classique du Hay Fever. Mais ce coryza n'a plus la même durée que le coryza printanier et on ne peut arguer de son existence que le coryza de mai pourrait n'être qu'un coryza vulgaire, car ce dernier a une durée limitée et une symptomatologie différente.

Nous avons à signaler encore des troubles nerveux généraux fréquents. Puis notons 2 cas d'eczéma et 1 cas d'urticaire. On sait quelle importance Guéneau de Mussy attachait à ces dermatoses, puisqu'il comparait même les troubles pulmonaires du Hay Fever à une sorte d'urticaire bronchique.

Parmi nos malades, nous trouvons aussi 1 diabétique, 1 obèse, 1 goutteux et 1 rhumatisant.

Chez les sujets atteints de coryza apériodique se rencontrent encore assez fréquemment les accidents névropathiques, puis les dermatoses représentées par 4 cas d'eczéma dont 2 localisés aux mains.

A signaler aussi 2 obèses, 4 rhumatisants plus ou moins chroniques, 1 albuminurie, 1 glycosurie, 1 tuberculose et 1 cas de crises épileptiformes causées par un tænia.

Dermatoses et névropathie semblent être les deux phénomènes principaux à retenir dans les antécédents personnels des sujets atteints de coryza des foins ou de coryza apériodique.

En terminant, il faut cependant rappeler l'opinion de Sajous (1) en 1885. Cet auteur insiste d'une façon toute spéciale sur les antécédents personnels de la première enfance. Il prétend que, dans 40 % des cas de Hay Fever observés par lui, il a retrouvé les six maladies de la première enfance : coqueluche, rougeole, oreillons, varicelle, scarlatine et diphtérie, 60 % de ses malades avaient eu 5 de ces maladies, 82 % en avaient eu 4, et 90 % n'en avaient eu que 3. Un seul cas n'avait été atteint que d'une seule de ces maladies.

Pour l'auteur, il ne s'agirait pas d'une simple coïncidence, car en mettant en parallèle sa série de 40 cas avec Hay Fever, avec une série de 40 cas sans Hay Fever, il a trouvé chez les premiers 189 maladies de l'enfance, soit 7 %, et chez les seconds 92 maladies seulement, soit 2,2 %. Et il ajoute que la coqueluche a existé dans les 40 cas de Hay Fever : or la coqueluche est bien l'affection dans laquelle l'élément nerveux est le plus marqué. Nous avouons n'avoir fait aucune recherche dans ce sens.

Fréquence de l'asthme des foins suivant les années. — Nous avons dit que notre statistique portait sur une période de dix années. Nous ajouterons, en outre, que nous n'avons trouvé qu'un seul cas dans notre pratique

(1) Sajous, Hay Fever, 1885.

hospitalière. Tous les autres cas appartiennent à notre clientèle privée. Nous verrons plus tard la raison de l'absence du rhume des foins chez les malades indigents. D'ailleurs, même dans la clientèle privée, le rhume des foins n'est pas d'une grande fréquence, puisque sur le nombre de nos malades atteints exclusivement d'affections de la gorge ou du nez, nous ne trouvons qu'un cas de Hay Fever sur 179 malades.

Mais ces cas sont très inégalement répartis suivant les années. D'autres auteurs ont déjà remarqué ce fait que certaines années sont beaucoup moins fécondes que d'autres en rhumes des foins. En effet, les années de sécheresse paraissent devoir écourter la durée de la crise, la supprimer même, à cause de l'absence de végétation. Les années pluvieuses sembleraient aussi exercer une influence analogue : tous les malades s'accordent sur ce point et déclarent que les accès se font beaucoup plus rares par les temps pluvieux. La seule raison plausible est que les particules végétales contenues dans l'atmosphère sont en quantité moins considérable. De la sorte, les malades échappent à l'influence de l'agent irritant extérieur, le *primum movens* de tout coryza printanier.

Voici, par ordre de fréquence, le tableau des cas que nous avons observés pendant ces dix dernières années :

Année	1888	5	cas.
—	1889	7	—
—	1890	11	—
—	1891	8	—
—	1892	4	—
—	1893	4	—
—	1894	9	—
—	1895	5	—
—	1896	2	—
—	1897	13	—

On voit que les chiffres de ce tableau sont très inégaux suivant les années. Toutefois si l'on réfléchit qu'ils sont basés sur une pratique privée progressivement ascendante, on comprend que les écarts considérables de certaines années tiennent à des causes bien spéciales. C'est ainsi que les années 1890 et 1891 présentent un chiffre plus élevé que l'année 1896. Bien entendu, ces chiffres n'indiquent que les cas observés pour la première fois. Il est évident qu'en 1896 nous avons vu plus de deux malades atteints de rhume des foins, si nous y ajoutons les malades déjà examinés les années précédentes.

Les variations du nombre des malades suivant les années peuvent bien ne tenir qu'à de simples coïncidences sans importance. Il est pourtant bon de faire remarquer qu'en 1893, où nous n'avons vu que 4 cas, la sécheresse avait été exceptionnelle. Dans le centre de la France, le foin se vendait trois fois plus cher que de coutume, et les éleveurs en étaient réduits à vendre le bétail à des prix excessivement bas.

En 1896, année très froide, nous n'avons eu que deux cas nouveaux. En 1897, au contraire, nous avons 13 cas; le printemps avait été très chaud et le temps n'est devenu pluvieux qu'à partir du milieu du mois d'août.

Il est maintenant un point essentiel à établir, c'est l'époque précise du début des accès chaque année. Or les malades nous renseignent parfaitement à cet égard, sauf quelques rares exceptions. Avec les malades qui viennent se soumettre à notre examen plusieurs années de suite, il sera facile de noter les différences annuelles du début. Nous allons indiquer, année par année, tous les renseignements que nous avons pu recueillir.

En 1888, nous retrouvons la date approximative pour

3 cas seulement, le premier accès a eu lieu au commencement du mois de mai.

En 1889, 1 cas éclata du 15 avril au 1er mai, 3 du 12 au 15 mai, 2 du 24 au 25 du même mois. Un autre malade prend son premier accès plus tard en allant dans une station d'altitude à 850 mètres, où la floraison était plus tardive. Un autre prend sa première crise en juin en revenant du littoral.

Macdonald prétend que, cette année, le Hay Fever en Angleterre débuta trois semaines plus tôt que les autres années. D'après nos chiffres, semblable fait n'est pas à noter en France.

1890. — Sur 9 cas dont la date est signalée, 7 éclatent régulièrement vers le 15 mai, avec de légers écarts pour 2 ou 3 cas. 2 autres débutent, l'un du 15 au 20 mai, et l'autre fin mai.

1891. — 9 dates signalées. 4 cas surviennent du 25 au 29 mai, 3 du 7 au 15, 1 fin avril, et 1 le 6 juin.

1892. — 7 dates signalées. Le 10 mai prédomine, 1 cas fait son apparition au milieu d'avril.

1893. — *Année de grande sécheresse.* 6 dates connues. *Pas un seul cas en mai*, 3 au début d'avril, 1 le 20 avril, et 2 au milieu de mars.

1894. — 3 dates enregistrées : 3,5 et 15 mai. Le cas du 3 mai éclate au retour de Nice.

1895. — 1 cas le 8 avril, 1 autre en mars.

1896. — 9 dates connues. Le 8 mai prédomine avec 4 cas, dont un avait eu, cependant, quelques éternuements en mars ; 1 cas le 7 mai, et 1 le 13 mai, 2 cas en avril.

1897. — 10 dates connues.

Avril : 15, 15, 25 et 26.

Mai : 5, 7, 15. 20 et 25.

Un cas le 15 mars à Béziers.

Quelle conclusion tirer de ce tableau? Il est évident que le mois de mai est le mois de prédilection et que la plupart des débuts semblent se grouper vers le milieu de mai. Nous verrons plus loin qu'en Amérique il n'en est pas ainsi, et que le Hay Fever débute assez exactement vers le milieu du mois d'août, qu'il dure tout le mois de septembre et mérite plutôt le nom de catarrhe d'automne.

Cependant, si l'on jette un coup d'œil sur les dates que nous avons énumérées, on est frappé de ce fait que certains cas débutent en avril et même en mars. Cela tient à ce que la cause irritante extérieure n'est pas toujours le pollen des graminées; un certain nombre de malades reconnaissent parfaitement qu'ils éprouvent les premiers symptômes lors de l'apparition des fleurs des arbres fruitiers : cerisiers, pêchers, amandiers, etc.

Il faut aussi, pour apprécier à leur juste valeur les différences de dates de notre statistique, tenir compte de ce que nos malades n'habitent pas tous la même localité; et l'on sait les variations très grandes que l'on observe au point de vue de la floraison suivant les divers pays.

Professions. — La plupart des malades appartiennent à la classe aristocratique ou bourgeoise, c'est-à-dire à la classe aisée. La majorité des auteurs s'accorde sur ce point. Morell-Mackenzie, sur 61 cas de sa pratique privée, n'a pas trouvé un seul malade d'hôpital. Blackley, Natier, Molinié, Vassal soutiennent tous la même opinion.

Wyman cependant, sur 55 cas, en a trouvé 6 en dehors de la classe bourgeoise. Macdonald a également vu quelques cas à l'hôpital.

Quant à nous, nous n'avons rencontré qu'un seul cas dans notre pratique hospitalière. Tous les autres cas appartiennent à la classe aisée : bourgeoisie, haut commerce, noblesse, rentiers. Signalons plus spécialement 5 prêtres ou religieuses, 1 officier, 2 ingénieurs, 1 médecin, 1 instituteur, puis 10 écoliers ou étudiants issus de familles bourgeoises. Tel est le bilan de notre statistique.

En examinant les statistiques des autres auteurs, on voit que la profession médicale est assez prédisposée à prendre le rhume des foins.

Dans le coryza apériodique, les professions présentent une grande analogie avec celles que nous venons d'énumérer. Sauf quelques rares cas d'hôpital, la majorité des malades appartient à la bourgeoisie ou à la noblesse. Pour les carrières libérales, nous trouvons : 2 officiers, 4 médecins, 1 ingénieur, 1 avoué, 1 chimiste, 2 professeurs. Dans les carrières plus modestes, nous enregistrons : 1 meunier, 1 boulanger, 1 boucher, 2 coiffeurs et quelques ouvriers. Dans 20 observations nous n'avons pas retrouvé d'indication professionnelle.

Dans cette comparaison entre l'asthme des foins et le coryza apériodique, on voit que la classe bourgeoise est représentée en majorité ; il faut reconnaître néanmoins que la variété apériodique a une certaine tendance à sévir sur la classe des travailleurs. Cela tient sans doute à la nature même de la cause irritante qui a parfois des rapports plus intimes avec certaines professions, comme, par exemple, la poudre de riz pour les coiffeurs, la farine pour les boulangers et les meuniers.

Lieu de résidence. — Blackley affirme que le Hay Fever frappe surtout les citadins, il a néanmoins observé quelques cas chez de robustes paysans. Morell-Mackenzie partage entièrement l'avis de Blackley. Leflaive et Molinié signalent aussi la rareté de l'affection chez les gens de la campagne. Beard sur 200 cas n'a rencontré que 7 fermiers et il se demande si les ruraux ne deviennent pas plus tolérants, grâce à leur exposition constante à la cause irritante extérieure. C'est précisément cette rareté de l'affection chez les paysans qui nous a inspiré la devise placée en tête de ce travail.

Pour notre part, tous nos malades habitaient des villes grandes ou moyennes; nous n'avons trouvé que 2 cas aux environs des grandes villes et 3 chez des gens habitant la pleine campagne toute l'année. Mais il faut tenir compte de ce fait que les citadins en grande majorité s'installent à la campagne dès le commencement du printemps au moment même où les crises de Hay Fever surviennent avec le plus d'intensité.

Le relevé des résidences de nos malades atteints de coryza apériodique nous donne un chiffre un peu plus élevé pour la campagne. Nous notons 14 cas pour la grande campagne et 7 dans de toutes petites villes.

Causes irritantes extérieures ou déterminantes. — Ce paragraphe est, à notre avis, un des plus importants; car si l'asthme des foins ne survient que chez certains prédisposés, il faut reconnaître qu'un agent irritant extérieur est *indispensable* pour faire éclater la crise. Le fait est d'autant plus certain que le seul remède vraiment efficace pour se soustraire aux accès est de faire un voyage sur mer pendant la période des foins. Il existe donc dans l'air, au printemps en Europe et à l'automne en Amérique, des agents irritants susceptibles de provoquer le réflexe nasal qui aboutit à la crise de coryza des foins.

Blackley a été un des plus ardents promoteurs de l'influence du pollen par des expériences fort précises entreprises sur lui-même. D'ailleurs ne doit-on pas être convaincu quand on voit la même maladie survenir brusquement pour ainsi dire à la même minute chez tous les malades, en Europe vers le milieu de mai et en Amérique vers le 12 ou 14 du mois d'août? Des expériences de Blackley faites sur lui et sur deux autres personnes, il résulte que le pollen est l'unique cause, et en outre que l'intensité de la crise est en rapport direct avec la quantité de pollen contenue dans l'air. De plus, Blackley a remarqué nettement que toutes les autres causes invoquées, telles que la chaleur, la lumière du soleil, les poussières, l'ozone, etc., ne pouvaient par elles-mêmes produire la maladie.

Morell-Mackenzie s'est appesanti beaucoup sur l'action du pollen, il en a étudié la composition au point de vue chimique et microscopique. Il dit que la *fovilla* s'engage dans les tubes polliniques pour être ensuite projetée au dehors avec une certaine force. Les grains qui la composent n'ont que 1/10 de la dimension des globules sanguins, aussi Wright Wilson pense-t-il qu'une fois déposés sur la muqueuse nasale ils traversent la paroi des vaisseaux et se répandent dans le torrent circulatoire. Nous ne voyons pas la nécessité d'une semblable explication qui ne repose d'ailleurs sur aucune preuve physiologique. Il est plus rationnel d'admettre que le pollen jouit de propriétés irritantes exceptionnelles sur la muqueuse des gens prédisposés. Peu nous importe que cette irritation provienne d'une action mécanique ou chimique, ou d'un ferment aboutissant à la formation de toxines comme Strangways l'a soutenu récemment.

Les expériences de Blackley ont porté sur diverses graminées. Les plantes les plus actives seraient les avoines élevées et les plantes vernales parfumées. Il cite aussi comme dangereux les grains de pollen du seigle, de l'orge et du froment.

Morell-Mackenzie a placé en tête de son ouvrage une belle planche représentant les graminées soupçonnées comme les plus nuisibles, et il a décoré cette planche de la devise suivante : *Latet anguis in herba.*

Pour Marsh, en Amérique, la seule cause serait le pollen de l'*absinthe* ou *armoise pontique.* Cette plante ne croît pas en Europe ; elle est très répandue en Amérique : on la trouve partout, dans les champs, sur le bord des routes ainsi que dans les jardins les mieux cultivés. Il a également remarqué que, les années chaudes et sèches, la plante est plus rare et le Hay Fever beaucoup moins intense. Cette plante fleurit du 12 au 15 août jusqu'à la fin du mois de septembre ; cette particularité explique l'époque tardive d'apparition du rhume des foins sur le nouveau continent. Par contre, en Amérique, le pollen des graminées n'a qu'une action restreinte et le Hay Fever existe à peine au printemps.

Il est des cas où l'action de l'absinthe romaine s'est révélée d'une façon frappante. Témoin le cas de Wyman et de son fils qui s'étaient réfugiés à la *White Mountain Glen* pour éviter leur Hay Fever habituel et qui furent pris brusquement en ouvrant un paquet de plantes contenant quelques tiges de cette variété d'ambroisie.

Morell-Mackenzie cite aussi des cas exceptionnels de Hay Fever éclatant pendant un voyage sur mer. Ces faits pourraient être objectés aux partisans de la théorie pollinique. Ainsi Walshe a vu un malade conserver son rhume des foins pendant toute la traversée de l'Atlantique. Dans ce cas, le pollen avait-il été poussé par le vent sur le navire? Abbott Smith, de son côté, a vu un cas dans lequel un malade prit un accès sur mer loin du continent, au moment où l'on déployait les voiles du navire; il prétend que les grains de pollen avaient dû rester emmagasinés dans les replis des voiles.

Les partisans de la théorie nerveuse ont beau jeu pour combattre la théorie du pollen par les faits susceptibles d'être attribués à une cause psychique. Une malade de Morell-Mackenzie, étant restée à Londres jusqu'après la rentrée des foins, prit un jour un accès en visitant une exposition de peinture, en présence d'un superbe tableau représentant une vaste prairie. Morell-Mackenzie pense que cette personne avait problablement croisé une voiture de foin sur son passage en se rendant à la salle d'exposition.

On peut en somme citer des exceptions, mais elles sont en petit nombre et ne peuvent détruire les faits si évidents de l'action du pollen.

Blackley toutefois, en voulant trop prouver, est tombé dans l'exagération. Il prétend que les accès causés par l'odeur de quelques animaux, tels que le lapin, le cobaye, s'expliqueraient par le fait que ces animaux vivent au milieu du foin. Il est allé jusqu'à dire que les chats eux-mêmes peuvent devenir une cause d'irritation à cause des souris qu'ils prennent dans les granges. Tout cela nous paraît difficile à soutenir d'une façon sérieuse.

Si maintenant nous nous reportons à l'examen des cas

observés par nous, nous croyons qu'il est de toute évidence que les graminées exercent une action désastreuse sur les sujets prédisposés au rhume des foins. Nos observations sont très concluantes à cet égard. C'est presque toujours à l'occasion d'une première course à la campagne que nos malades ont éprouvé les premiers symptômes, le fait est indéniable, tous sont très affirmatifs sur ce point. D'autres malades, un officier plus spécialement, étaient pris chaque fois qu'ils allaient se promener à pied ou à cheval au parc de la ville pendant le mois de mai. Nous avons vu aussi une personne qui, retenue toute la semaine à la maison par ses affaires, avait régulièrement une crise tous les dimanches de printemps pendant ses promenades à la campagne; les accès duraient même toute la journée du lundi. Une autre qui sortait régulièrement le jeudi et le dimanche n'avait le rhume des foins que pendant ces deux jours de la semaine. Enfin, un malade retenu au lit par une pleurésie au printemps échappe à sa crise annuelle.

De tous nos malades nous n'en avons qu'un seul qui, bien qu'ayant de violents accès de rhume des foins au printemps, paraissait insensible à l'influence des graminées. Il est également bon d'ajouter que la sensibilité spéciale aux graminées persiste chez quelques sujets lorsqu'ils entrent dans un grenier à fourrages, et cela même en dehors de la période du printemps. Nous avons vérifié ce fait cinq fois, il s'agissait de personnes qui ne pouvaient supporter le voisinage du foin sec. Même remarque a d'ailleurs été faite déjà par plusieurs auteurs. Un autre de nos malades nous disait aussi qu'il ne pouvait s'approcher d'herbes desséchées, même en hiver. Un autre accusait plus spécialement la poussière d'avoine.

Est-ce à dire pour cela que les sujets atteints de Hay Fever ne soient sensibles qu'au pollen des graminées? Telle n'est point notre opinion, ni celle d'autres auteurs. On sait même qu'en Amérique, on a décrit une variété toute spéciale sous le nom de *Rose Cold* ou *Rhume des Roses*, variété connue d'ailleurs dans d'autres contrées. Morell-Mackenzie a consacré un chapitre spécial à l'étude de cette forme et décrit même un cas de coryza provoqué par une rose artificielle chez un névropathe. Pour notre part, nous avons vu deux cas très nets de Rose-Cold chez des sujets également sensibles aux émanations des prairies.

Actuellement c'est un fait admis que tout individu atteint de Hay Fever peut aussi être sensible à d'autres agents tirés du règne végétal. Si nous nous reportons à nos propres observations, nous trouvons deux malades qui ne pouvaient supporter la présence d'un bouquet de fleurs, et une était sensible aux fleurs de lis. Une autre prit un jour un violent accès pendant un dîner à cause d'un bouquet de lis et d'orchidées placé devant elle.

Les malades nous renseignent parfaitement sur les causes presque invariables de leurs accès. Nous en avons vu un sensible aux fleurs de lilas. Trois autres étaient pris de coryza dès l'apparition des premières fleurs des arbres fruitiers, et il est même à peu près certain que les cas que nous avons signalés plus haut comme débutant fin mars ou dans le courant d'avril, étaient tous influencés par cette même cause. A signaler aussi deux fois l'action nocive des petits poils fournis par la dissociation des chatons globuleux du platane, ornement exclusif de tous les quais du Rhône et de la Saône.

Après avoir étudié la question du pollen des graminées et des fleurs, nous passons maintenant à l'étude de l'influence de la poussière. Tous ceux qui ont écrit sur le rhume des foins sont unanimes à reconnaître que les malades incriminent aussi la poussière ou mieux diverses poussières. Beard admet l'action de la poussière dans 30 % des cas. Pour nous, partisan du rapprochement du rhume des foins et du coryza apériodique, il ne nous répugne nullement d'admettre l'influence de poussières étrangères au pollen; néanmoins, aux yeux de beaucoup, le fait paraît contestable.

Il est, en effet, difficile de définir d'une manière exacte ce que l'on entend par poussière commune. Pour Blackley, c'est un amas dans lequel on retrouve des éléments organiques, végétaux, minéraux. Il croit que si la poussière rentre dans la catégorie des causes irritantes, c'est qu'elle renferme des grains de pollen; s'il en était autrement, elle agirait dans toutes les saisons. Puis, la période du rhume des foins n'est pas celle pendant laquelle les poussières sont en plus grande abondance dans l'atmosphère. Morell-Mackenzie fait remarquer qu'en Angleterre les vents d'est remuant les plus gros nuages de poussière ont lieu dans les premiers mois de l'année, bien avant l'époque du printemps.

Notre avis est qu'il faut adopter une opinion mixte et que les poussières du printemps ne sont pas les seules qui puissent causer du coryza spasmodique. Ainsi nous avons vu 7 malades qui ne pouvaient supporter la poussière des appartements pendant le balayage. Par contre, un autre nous a déclaré que cette poussière lui était tout à fait indifférente. L'un de nos malades redoutait surtout la poussière des matelas.

Mais, pour nous en tenir à la période exclusive du rhume des foins, il faut rappeler qu'il est des circonstances dans lesquelles les poussières semblent favoriser singulièrement le retour des accès. Deux de nos malades ne pouvaient supporter les forts vents du Midi, deux autres étaient obligés de renoncer à la bicyclette pendant les mois de mai et de juin.

Le voyage en chemin de fer est une des circonstances dans lesquelles les crises atteignent leur paroxysme. Beaucoup de malades n'osent plus voyager au printemps, car dès qu'ils sont en wagon, la crise éclate avec une intensité exceptionnelle et ne cesse qu'à la fin du voyage. Dans notre statistique, nous trouvons 23 cas dans lesquels le coryza éclatait en chemin de fer, et l'un de nos patients disait souffrir beaucoup plus dans les rapides que dans les trains omnibus. Que signifie tout cela, sinon que le mouvement plus ou moins rapide du train détermine des tourbillons de poussière? Et si le fait ne s'observe qu'au printemps, il est permis de supposer qu'à cette époque la poussière a une composition toute spéciale à laquelle le pollen n'est pas étranger. Ajoutons que deux malades calmaient leur accès, en se plaçant en sens inverse de la marche du train.

On a encore incriminé la chaleur, et il est notoire que les crises sont fort atténuées pendant les périodes d'humidité. On ne peut pourtant admettre avec Bostock que la chaleur est un facteur bien important, puisque les crises font défaut en juillet, mois où s'observe les plus fortes chaleurs. Phœbus présume que la première chaleur de l'année est celle qui coïncide avec les plus grandes émanations du règne végétal.

La lumière solaire est un facteur beaucoup plus important. C'est un fait de la plus haute évidence, et presque tous les malades sont unanimes à dire qu'il leur est impossible de se promener au soleil, ils recherchent avec soin les endroits où ils peuvent se mettre à l'abri des rayons solaires. Quelques-uns ne peuvent supporter la vue d'un mur blanc vivement éclairé par le soleil. Mais cette action nuisible du soleil cesse dès que la période du rhume des foins est terminée, on ne peut alors expliquer l'influence de la lumière vive que par l'activité spéciale qu'elle imprime aux particules de pollen contenues dans l'atmosphère.

A noter encore l'influence des variations brusques de température, du passage d'un endroit frais dans un air chaud.

Certains sujets ne peuvent tolérer des parfums tels que ceux du romarin, de la menthe poivrée, du genièvre, de la lavande, ni les odeurs de soufre, vernis, graisse brûlée et fumée du tabac. Parmi les causes de ce genre que nous avons rencontrées, nous pouvons citer : la fumée du tabac, la poudre Vicat, le poivre, l'essence de lavande, les vésicatoires à la cantharide. On n'en finirait pas si l'on voulait énumérer toute la litanie bizarre des causes observées. Faisons remarquer que dans quelques cas on a vu les accès se reproduire en automne, nous en avons deux exemples dans notre statistique. Ce sont des faits exceptionnels sous notre climat.

En dernier lieu, étudions l'influence des diverses localités sur la production des crises. Il est admis que le littoral, sans être un remède infaillible, exerce au moins une action palliative. Cependant deux de nos malades prenaient de violents accès sur les bords de la Méditerranée.

La vertu préservatrice des altitudes est douteuse, car

nous avions un malade qui avait des crises à 1000 mètres d'altitude. Certaines localités aggravent, d'autres calment les accès. Un de nos malades prenait des crises plus fortes dans la Bresse; d'autres, au contraire, se calmaient qui à Paris, qui à Arcachon, qui en Touraine, qui dans le sud de l'Ardèche. Le séjour à la ville donne d'assez bons résultats, mais les voyages sur mer sont de beaucoup le meilleur remède.

Maintenant passons en revue les causes excitantes qui provoquent le coryza spasmodique apériodique. Cela nous permettra d'établir que, si les malades atteints de Hay Fever peuvent être influencés dans les autres périodes de l'année par des agents irritants autres que le pollen, ces agents sont absolument semblables à ceux que nous avons rencontrés dans les cas de coryza apériodique.

En premier lieu, citons l'influence du soleil qui est mentionnée une quinzaine de fois dans notre statistique. En seconde ligne viennent les accès causés par les voyages en chemin de fer, nous en avons 7 observations. Mais ici il est difficile de faire intervenir l'action du pollen puisque les accès de ce genre peuvent se produire en toute saison; en outre il s'agit d'une catégorie de sujets insensibles au pollen. On est réduit à admettre comme cause la poussière commune. La poussière intervient comme un facteur considérable dans le coryza apériodique, poussière des routes, poussière agitée par le vent. Plusieurs de nos malades ne pouvaient supporter la poussière des appartements et une jeune fille nous a déclaré qu'elle prenait le coryza tous les dimanches, seul jour où elle balayait elle-même la maison. Nous avons vu aussi un cas occasionné par la bicyclette. Un malade prenait des accès en examinant des vêtements enfermés depuis longtemps, deux autres en rangeant les livres de leur bibliothèque.

Maintes fois nous avons vu des malades se plaindre de coryza provoqué par le passage d'une pièce froide dans une pièce plus chaude.

Bien que les accès surviennent en toute saison, 5 de nos malades se plaignaient d'un redoublement en été ou au printemps, sans qu'il soit permis toutefois de les considérer comme atteints de Hay Fever.

L'influence des odeurs nous a été signalée dans plusieurs cas ; nous citerons principalement l'odeur d'une lampe mal réglée, celle du bitume, du gaz, de la cuisine, du cigare, de la fumée des tunnels, puis le parfum des fleurs et des fruits (coings, pommes).

Parmi les poudres végétales nous trouvons une série très variée : 1 fois l'ipéca, 2 fois le lycopode. 5 fois la poudre de riz avec ou sans iris, 1 fois la poudre de savon. La poudre de lycopode paraît se répandre avec la plus grande facilité. Un de nos confrères est pris de coryza et asthme toutes les fois qu'il assiste à une représentation d'Opéra, à cause de la poudre de lycopode répandue dans l'air : on sait qu'au théâtre la poudre de lycopode sert à simuler les incendies et les orages. Un autre prend une forte crise de rhino-bronchite asthmatique due au lycopode à la naissance de chacun de ses enfants. Quant à la poudre d'iris, elle exerce son action fréquemment chez les coiffeurs.

Nous avons vu encore deux malades qui ne pouvaient supporter le foin sec, deux autres la paille de maïs. Un jeune homme était pris de coryza chaque matin en faisant son lit pendant toute la durée de son service militaire. A citer encore un jeune garçon qui ne peut rester auprès d'une machine à battre le blé et un meunier qui ne peut plus entrer dans son moulin. Nous avons aussi rencontré des personnes sensibles à la farine de lin, à la poudre de quinquina, poudre de poivre, de pyrèthre, etc.

Un fait intéressant à connaître est celui d'un chimiste, atteint de coryza spasmodique, qui est guéri pendant cinq ans, en travaillant dans un milieu chargé d'émanations sulfureuses.

L'influence des localités varie avec chaque malade. Il serait fastidieux d'énumérer toutes celles qui nous ont été indiquées. Il est probable que dans chaque localité se trouve un agent irritant spécial pour chacun.

De nos recherches sur l'influence des altitudes, il ressort que les altitudes de 500 à 700 mètres sont celles qui nous ont été signalées le plus souvent. On nous a rapporté le fait curieux d'une alpiniste qui, dans ses nombreuses courses de montagne, est prise d'un accès toutes les fois qu'elle passe à la cote 600, soit à la montée, soit à la descente.

Si l'on compare maintenant les agents irritants que nous avons énumérés à propos du rhume des foins et du coryza apériodique, en dehors du pollen on trouve une ressemblance complète. Seulement dans le Hay Fever le pollen est la cause principale, tous les autres agents sont secondaires, tandis que dans le coryza apériodique ils jouent le principal rôle.

En somme, la périodicité régulière du Hay Fever tient à la régularité de la cause. Le coryza apériodique, de son côté, bien qu'irrégulier dans ses accès, se reproduit néanmoins très régulièrement toutes les fois que le sujet est mis en présence de la substance capable de réveiller son hyperexcitabilité idiosyncrasique.

On nous pardonnera cette longue description des causes déterminantes des accès. Elle était indispensable pour indiquer au praticien dans quel ordre d'idées il doit diriger ses recherches étiologiques, car de la découverte même de l'agent irritant découle naturellement des indications thérapeutiques précieuses. On n'aura pas toujours le bonheur de découvrir la cause irritante, mais quand on l'aura trouvée, il sera souvent facile de soustraire le malade à son influence.

IV. — SYMPTOMATOLOGIE

Abordons maintenant la description clinique des crises de rhume des foins. L'affection a été divisée en deux grandes formes : la *forme oculo-nasale* et la *forme oculo-naso-bronchique*. Mais ces formes ne doivent être considérées que comme deux degrés différents de la même maladie.

En effet, il est des malades qui ne souffrent jamais d'autres symptômes que du coryza et des éternuements. D'autres, au contraire, après quelques semaines de crise oculo-nasale, ont les bronches envahies par le même processus ; on peut alors observer toutes les variétés depuis les simples râles sibilants jusqu'à la véritable crise asthmatique.

On divise les symptômes d'après leur localisation en : symptômes oculaires, nasaux et pulmonaires.

1. — SYMPTOMES OCULAIRES

Les symptômes oculaires éclatent, en général, en même temps que les symptômes nasaux.

Le plus souvent la crise débute brusquement vers le

15 mai, à l'occasion d'une promenade à la campagne ou au soleil. Le malade éprouve d'abord une sensation de cuisson et de brûlure au niveau des conjonctives, une sorte de picotement qui l'oblige à se frotter énergiquement les yeux. La sensation pénible se fait particulièrement sentir à l'angle interne des deux yeux, au niveau de la caroncule lacrymale. Les conjonctives sont vivement injectées, et, dans quelques cas, il existe un peu de chémosis avec œdème palpébral, au point que le malade peut à peine entr'ouvrir les paupières. Ajoutez à cela un larmoiement intense avec écoulement de larmes sur les joues.

Le malade ne peut supporter la lumière vive du soleil, il ne peut fixer un mur blanchi fortement éclairé par les rayons solaires. La pupille réagit difficilement, elle devient paresseuse et l'œil est ébloui par une lumière trop intense. Et cependant il n'existe aucune lésion oculaire, et tous les signes s'évanouissent lorsque le malade passe à l'ombre; tout cesse également pendant la nuit. Il existe ordinairement de la céphalalgie occipitale et des douleurs névralgiques au niveau des globes oculaires.

2. — SYMPTOMES NASAUX

Le nez est pris en même temps que les yeux. Le malade est soudain pris d'une crise intense d'éternuements. Les éternuements se succèdent sans relâche, 20 à 30 fois de suite. Ils coïncident avec un écoulement nasal abondant, une véritable décharge aqueuse capable de mouiller plus de vingt mouchoirs par jour. Ces éternuements irrésistibles se produisent surtout le matin et parfois au réveil. Les crises peuvent durer une ou plusieurs heures et même plusieurs jours de suite suivant la sensibilité des sujets.

L'écoulement ne tarde pas à irriter le pourtour des narines, ainsi que les ailes du nez. Il est des malades qui présentent un véritable refroidissement de l'appendice nasal. Ecoulement et éternuements durent assez longtemps, mais au bout de 2 ou 3 semaines, l'écoulement devient purulent et persiste sous cette forme jusqu'à la fin de la crise, c'est-à-dire pendant un mois et demi, deux mois et parfois plus encore.

A chaque crise il se produit une obstruction des fosses nasales, le tissu érectile tuméfié des cornets inférieurs remplit la cavité nasale comme dans un vulgaire coryza aigu. Cette obstruction jointe à l'abondance de l'écoulement entraîne fatalement une diminution ou même une abolition du sens olfactif. En même temps, les malades éprouvent une sensation de cuisson dans l'arrière-gorge et au niveau du palais. Comme l'a dit Molinié, nous avons observé plusieurs fois la cuisson dans le conduit auditif externe, symptôme signalé pour la première fois, par J.-N. Mackenzie en 1889. Faisons remarquer que la fièvre fait, pour ainsi dire, toujours défaut, et nous ne nous expliquons guère comment certains auteurs ont désigné l'affection sous le nom de *fièvre des foins*.

La première crise, nous l'avons dit, se produit chez nous vers le milieu de mai, et en Amérique vers le 12 ou 14 août. Cette première atteinte a lieu non seulement à l'occasion d'une promenade à la campagne ou au soleil, mais aussi pendant un voyage en chemin de fer. Dans le cours de l'affection, il n'est pas rare de voir de nouveaux accès résulter d'un changement brusque de température ou d'un vent plus fort. On a également cité des cas où un simple choc sur le nez, l'introduction du speculum nasal provoquent de suite des éternuements successifs.

Tels sont les signes ordinaires de la forme vulgaire du rhume des foins. Ces symptômes sont néanmoins assez fatigants pour arrêter un malade au milieu de ses occupations journalières et pour le faire tomber dans un état sérieux de dépression morale et nerveuse.

Mais il n'en est pas toujours ainsi, et les cas peuvent s'aggraver par suite de l'intervention d'un symptôme plus pénible encore, nous voulons parler des troubles broncho-pulmonaires.

3. — SYMPTOMES BRONCHIQUES. — ASTHME

En général, chez les malades sujets aux complications pulmonaires, on voit survenir de la dyspnée vers la troisième semaine du Hay Fever. Cette dyspnée est progressive, elle se traduit par une sensation de pesanteur dans la poitrine, une sorte de constriction. Puis dans le cours de la nuit, ou bien dans la journée, la dyspnée augmente, la respiration devient pénible, on entend, à distance même, des râles sibilants et ronflants dans la poitrine. La nuit, le malade ne peut rester couché, tant l'oppression est considérable. Cette forme s'accompagne d'une toux fatigante provoquée par un chatouillement, une sensation de plume dans la trachée. Le malade rejette une grande quantité de mucus écumeux et filant et à une période plus avancée, cette expectoration devient muco-purulente. Les crises se calment au bout de quelques heures et sont suivies d'un grand état de dépression.

Les accès d'asthme se succèdent ainsi jusqu'à la fin du mois de juin et parfois jusque dans la première quinzaine de juillet. A l'auscultation, on remarque une diminution du murmure vésiculaire, mais les râles ne sont pas en grande abondance. De l'avis des auteurs, et plus spécialement de Morell-Mackenzie et de Macdonald, l'emphysème est d'une rareté excessive. L'asthme des foins diffère donc peu de l'asthme ordinaire, quelquefois il constitue l'unique symptôme à défaut des troubles naso-oculaires.

Macdonald cite un cas dans lequel l'asthme compliquant le coryza des foins durait cependant toute l'année, mais, dans ce cas, l'asthme paraissait relever de lésions nasales permanentes étrangères au rhume des foins proprement dit. Le même auteur parle encore d'un autre cas dans lequel l'asthme remplaça au bout de neuf ans les crises oculo-nasales du printemps. Le fait le plus important à retenir, c'est que l'asthme des foins, comparé à l'asthme ordinaire, ne présente aucune gravité.

Sur notre statistique de 68 cas, les cas compliqués d'asthme sont au nombre de 24, c'est-à-dire dans la proportion d'un tiers. Comme particularité, nous citerons un cas dans lequel l'asthme fit défaut une seule fois en 1893. Un malade eut une crise d'asthme de deux jours en automne. A signaler aussi un sujet chez lequel le Hay Fever durait depuis 25 ans et qui n'eut de l'asthme que dans les premières années; puis un autre remontant à 30 ans et dont l'asthme débuta à partir de la cinquième année.

De tout ceci, il faut conclure que l'asthme est fréquent sans être une complication obligatoire. Il peut disparaître indépendamment du coryza ou ne survenir que lorsque le coryza existe depuis plusieurs années. Enfin il peut être le symptôme dominant et parfois se rencontrer seul sans le moindre trouble oculo-nasal.

4. — COMPARAISON AVEC LE CORYZA SPASMODIQUE APÉRIODIQUE

Nous avons à plusieurs reprises insisté sur l'identité du Hay Fever et du coryza apériodique. Si nous établissons une étude parallèle des symptômes du coryza apériodique, l'analogie déjà démontrée au point de vue étiologique ressort encore avec plus d'évidence. Nous retrouvons ici tous les symptômes décrits à propos du Hay Fever. Seuls, les troubles oculaires sont moins marqués. En général, les malades sont pris brusquement d'éternuements successifs, 20 à 30 fois de suite. Il se fait une sécrétion nasale, aqueuse, abondante, capable de mouiller plusieurs mouchoirs en quelques heures. Il survient aussi de l'obstruction nasale par congestion du tissu érectile des cornets. Les crises durent quelques heures ou quelques jours suivant la cause. La violence des accès est en rapport avec le degré de sensibilité des malades. Enfin l'asthme peut également compliquer l'affection ou en être le symptôme prédominant. Sur 91 malades nous avons rencontré l'asthme 22 fois, soit dans un quart des cas. Cette proportion se rapproche de celle de l'asthme des foins.

Les symptômes asthmatiques sont tout à fait identiques, avec cette seule différence qu'ils surviennent dans n'importe quelle saison de l'année.

Nous avons dit que le coryza apériodique éclate à des époques indéterminées et à des intervalles irréguliers, parce que la cause irritante, point de départ de la crise, n'est plus soumise à une périodicité comme le pollen. Toutefois la cause n'est pas toujours connue du malade; mais il arrive souvent que le malade sait très bien qu'il sera frappé s'il se soumet volontairement ou non à l'action de tel excitant déterminé. Il en est ainsi pour ceux qui sont sensibles aux poudres de lycopode ou d'ipéca, et si par hasard une crise imprévue se fait sentir, la présence de la poudre excitante est bientôt découverte. Dans quelques cas même, la crise se présente à des intervalles réguliers, comme c'était le cas pour cet ouvrier qui, retenu à l'usine toute la semaine, avait toujours un accès à l'occasion de sa promenade du dimanche. On pourrait multiplier les exemples de ce genre. Rappelons enfin que le coryza apériodique, tout comme le rhume des foins, est provoqué parfois par un voyage en chemin de fer, une promenade au soleil et dans beaucoup d'autres circonstances analogues.

Nous avons décrit en détail les divers symptômes du rhume des foins. Pour compléter cette étude, disons qu'exceptionnellement il peut survenir quelques complications, telles que des salpingites auriculaires et des dermatoses; urticaire ou eczéma.

Il est enfin un symptôme qui découle naturellement de la théorie de Guéneau de Mussy, Bondet, Mollière, etc. Il s'agit de modifications particulières du côté des urines. Herbert signale l'augmentation des urates. Leflaive insiste spécialement sur cette donnée clinique. Il dit que pendant la crise de rhume des foins, les urines deviennent rares et foncées. L'émission urinaire tombe de 1500 ou 1800 à 1000 ou 1200. Les urates sont plus abondants et l'urée descend de 30 ou 35 à 24 environ. Dans une expérience, Leflaive a vu que, en avril, dans la période préparatoire, l'acide urique s'élève à 1 gramme pour tomber ensuite à 0,50 dans le courant du mois de juin. Il a trouvé de l'indican dans un certain nombre de cas.

Nous verrons à propos de l'exposé des diverses théories que ces troubles urinaires ont été l'objet de nombreuses recherches récentes en Amérique.

5. — EXAMEN DES FOSSES NASALES

En présence d'une affection débutant par des éternuements et par d'autres phénomènes du côté des cavités nasales, il était bien naturel de se demander s'il existait quelque lésion nasale susceptible de provoquer les crises. Malheureusement les premiers travaux sur le rhume des foins sont antérieurs à la période rhinoscopique. Daly, en 1882, fut le premier qui examina systématiquement le nez de tous ses malades atteints de Hay Fever. Il arriva alors à cette conclusion que le rhume des foins est toujours dû à une lésion nasale. Pour lui, il suffit de faire disparaître la lésion nasale pour obtenir une complète guérison. Daly citait ainsi 3 cas de guérison par le traitement chirurgical. Cette opinion fut admise par beaucoup d'auteurs, d'autant plus facilement que le travail de Hack, sur les réflexes d'origine nasale, venait renforcer l'opinion de Daly sur l'influence considérable exercée par les lésions nasales.

Roe (de Rochester), tout en attribuant une large part à l'hyperesthésie de la muqueuse, reconnut que cette sensibilité anormale était étroitement liée à la lésion des tissus. Les tissus morbides enlevés, tous les symptômes devaient disparaître comme par enchantement. Sajous, de son côté, en 1882, affirmait qu'une lésion nasale ou bien une simple hypertrophie des cornets était susceptible de provoquer l'excitabilité réflexe de la muqueuse. C'était aussi l'opinion de Harisson Allen. Klingensmith, sur 13 cas, avait toujours rencontré une lésion nasale,

Bosworth, sur 66, la déclarait aussi constante. Richard Thomas prétendit alors que, si dans le nez normal il n'existe pas de région sensible aux agents irritants, dans le nez pathologique, au contraire, les zones sensibles sont disséminées sur tous les points.

Une réaction s'est pourtant faite contre cette opinion exagérée. Bishop surtout a combattu la lésion nasale en faisant remarquer que s'il existe un certain degré d'hypertrophie de la muqueuse, cette hypertrophie est plutôt la conséquence que la cause de l'affection. Si la lésion était l'unique cause, le traitement local bien appliqué réussirait dans tous les cas. Et d'ailleurs, comme le dit Klingensmith, l'obstruction nasale est assez fréquente chez les sujets non prédisposés au Hay Fever et il est inadmissible que ceux qui en sont atteints ne le puissent être qu'en vertu de cette obstruction. Morell-Mackenzie et Macdonald ont reconnu la fréquence des lésions, mais Boecker, Joal et d'autres encore ont vu de nombreux cas dans lesquels il n'existait pas la moindre lésion.

Et tout d'abord, il faut s'entendre sur ce que l'on désigne par lésion nasale. Dans le rhume des foins, on peut rencontrer deux sortes de lésions : les unes permanentes, les autres temporaires. Parmi les premières nous citerons les hypertrophies des cornets ou de la cloison, voire les polypes. Parmi les secondes nous n'avons à retenir que les hypertrophies temporaires des cornets inférieurs. Les premières, chez les sujets atteints de Hay Fever, ne présentent rien de spécial qui ne puisse exister chez n'importe quel autre sujet, et nous sommes convaincu qu'elles se trouvent en égale proportion chez ceux qui ont le rhume des foins et chez ceux qui en sont exempts. Les hypertrophies temporaires, au contraire, consistent dans un mode réactionnel de la muqueuse des cornets inférieurs que l'on retrouve indifféremment dans le coryza vulgaire, dans le coryza des foins et dans le coryza apériodique.

Dans les formes spasmodiques, ce n'est pas une lésion à proprement parler, mais une turgescence du tissu érectile de la muqueuse des cornets inférieurs. Ce tissu érectile, dont la découverte a été attribuée par les uns à Rolfinc, par les autres à Kohlrausch, a été surtout étudié par Isch Wall, et Bosworth lui a contesté sa véritable nature érectile. Quoi qu'il en soit, Hack a soutenu que la turgescence de ce tissu était sous la dépendance des *nervi erigentes* contenus dans le nerf sphéno-palatin issu du ganglion de Meckel.

Ces hypertrophies temporaires ne doivent pas être considérées comme les lésions nasales, elles sont la conséquence ordinaire des accès de Hay Fever, on les constate toutes les fois que l'on examine les malades en pleine crise. En dehors des accès, tout rentre dans l'ordre et le malade se présente à nous avec des cavités nasales complètement perméables. Si c'est cette hypertrophie que l'on veut faire admettre comme lésion nasale, nous nous rangeons à l'avis de Daly, car cette hypertrophie existe fatalement dans tous les cas. Mais si l'on réserve le terme de lésion nasale aux hypertrophies polypoïdes permanentes, aux crêtes et déviations de la cloison ainsi qu'aux polypes, nous nous refusons à reconnaître la présence obligatoire de semblables lésions chez les malades atteints de Hay Fever. Et nous sommes loin d'être seul de cet avis.

Nous avons examiné soigneusement le nez de tous nos

malades et nous avons remarqué que la plupart des hypertrophies constatées par nous sur les cornets inférieurs, étaient des hypertrophies temporaires ayant pour caractère d'être promptement réduites par la cocaïne. Nous avons noté 9 fois l'hypertrophie bilatérale des cornets inférieurs ; dans 7 autres cas, l'hypertrophie était unilatérale, 7 fois à droite et 2 fois à gauche.

Les seules véritables lésions permanentes avérées qu'il nous a été donné de constater sont les suivantes : 4 hypertrophies des cornets moyens, 1 cas de polype muqueux, 2 hypertrophies de l'extrémité postérieure des cornets inférieurs (queues de cornets), 3 ou 4 hypertrophies de la cloison et 1 empyème du sinus maxillaire. Dans tous les autres cas, les fosses nasales étaient normalement dilatées parce que les malades étaient examinés en dehors du moment de l'accès.

Ce que nous venons de dire au sujet de l'absence fréquente des lésions nasales permanentes dans le Hay Fever est également vrai pour le coryza apériodique. Dans notre statistique, en effet, nous trouvons : 4 hypertrophies des cornets moyens, 5 cas de polypes plus ou moins volumineux, 20 cas d'hypertrophies des cornets inférieurs le plus souvent bilatérales. Ces hypertrophies sont en majorité des hypertrophies temporaires réductibles par la cocaïne et constatées pendant la période des crises spasmodiques.

Nous venons de démontrer que la lésion nasale pathologique n'est pas plus fréquente chez les sujets atteints de Hay Fever que chez ceux qui en sont exempts. Il nous est donc permis d'affirmer que les lésions telles que polypes, crêtes de la cloison, hypertrophies polypoïdes, ne jouent à proprement parler aucun rôle dans la pathogénie du rhume des foins. Leur rôle ne peut être du moins que fort secondaire. Ce n'est pas que nous voulions nier l'influence des polypes sur la production de l'asthme, fait admis par tous; mais nous cherchons à démontrer que soit les polypes, soit les irritants extérieurs ne peuvent provoquer de troubles réflexes qu'à la condition d'agir sur des sujets dont la muqueuse nasale présente une irritabilité réflexe toute spéciale.

Il importe donc, en présence d'un cas de Hay Fever, de rechercher s'il existe dans les cavités nasales des zones hyperesthésiques particulières, et si l'on en trouve, il faut en faire la localisation précise. De telles recherches ont été entreprises par un certain nombre d'auteurs. L'accord ne paraît pas encore fait sur la topographie exacte de ces zones sensibles. L'hyperesthésie semble être le symptôme primordial et la turgescence vasculaire des cornets surviendrait ensuite comme conséquence de l'action irritante d'un agent extérieur sur la muqueuse hyperesthésiée.

Au point de vue de la localisation de la zone d'hyperexcitabilité réflexe, on peut diviser les auteurs en trois catégories : ceux qui la localisent dans la partie antérieure, ceux qui la placent dans la partie postérieure et enfin ceux qui admettent que l'hyperesthésie siège sur tous les points de la muqueuse.

Hack et Sommerbrodt plaident pour la partie antérieure; en effet, Hack, en discutant la théorie vasomotrice nasale, déclare que les manifestations ne surviennent que lorsque la partie antérieure du cornet inférieur devient turgide.

J. N. Mackenzie soutient de son côté que la zone sensible occupe la partie postérieure de la cavité nasale.

Comme opinion mixte, citons celle de Sandmann qui décrit deux zones : l'une antérieure au niveau du cornet inférieur et moyen et de la partie correspondante de la cloison, l'autre postérieure au niveau de la queue du cornet inférieur et également de la partie correspondante de la cloison. La zone antérieure est innervée par l'ethmoïdal qu'il appelle le nerf de l'éternuement; la zone postérieure reçoit ses filets nerveux du ptérygo-palatin.

Moure et Ruault vont plus loin encore et admettent que l'hyperesthésie s'étend sur toute la surface de la muqueuse, que celle-ci soit innervée par la branche nasale du ganglion sphéno-palatin ou par la branche nasale de l'ophtalmique. Morell-Mackenzie croit aussi que les zones hyperesthésiques peuvent se rencontrer partout et même au besoin à la partie externe du nez. Il cite à l'appui un malade qui prenait des crises aussi bien quand on lui touchait le nez extérieurement que lorsqu'on excitait directement la pituitaire.

Mais si la plupart des auteurs paraissent faire provenir les réflexes des points de la muqueuse innervés par le trijumeau, il faut aussi reconnaître que le premier point de départ du réflexe peut provenir de la région innervée par les branches terminales de l'olfactif. L'influence des odeurs, du parfum des fleurs, etc., plaide en faveur de l'origine olfactive. De l'avis de Joal, en France il n'y a guère que Molinié qui, d'après nos cas personnels, ait pris en considération les excitations d'origine olfactive. Toutefois cette origine paraît avoir été bien mise en cause par les recherches de Falsh, Abbott Smith, Eloy, J. Mackenzie et aussi de Hack et Lublinski. Joal rappelle à ce propos que Stickler prétendait qu'un mouchoir parfumé déterminait chez lui les accès les plus violents.

Joal a entrepris des recherches expérimentales pour prouver l'influence des odeurs, il a provoqué des accès par des pulvérisations de coumarine, d'acide benzoïque, d'eau de rose. Il cite 10 observations et s'apppuie sur ces faits pour combattre la théorie du pollen.

Sajous (1) a cherché à mettre un peu d'ordre au milieu d'opinions si diverses en déterminant d'une manière schématique les différentes zones d'excitation réflexe de la muqueuse nasale. Disons cependant qu'il affirme que la région olfactive n'est pas intéressée dans le rhume des foins. Sajous divise la cavité nasale en trois zones sensibles susceptibles de devenir hyperesthésiques. Il a vérifié plus spécialement la zone postérieure au point de vue de la toux et de l'asthme. Il admet ensuite une zone antérieure et enfin une zone moyenne intermédiaire. Pour la description plus précise de ces zones, nous renvoyons à la figure de la page 28 du livre de Sajous.

Les trois zones ne sont pas fatalement toutes impliquées dans le rhume des foins. Dans les cas simples la zone antérieure est la plus sensible, dans les cas compliqués d'asthme, c'est la zone postérieure qui entre surtout en jeu. Les manifestations résultant de l'excitation de la zone antérieure se produisent dans les points qui sont en communication directe avec elle; ce sont le larmoiement, la photophobie, le mal de tête, le prurit facial et palpébral. Pour la zone postérieure, les communications nerveuses sont telles que les réflexes aboutissent à la toux et à la crise asthmatique. Les cha-

(1) Sajous. Hay Fever, 1885.

touillements si fréquents du voile du palais s'expliquent par les rapports nerveux de leur muqueuse avec la zone postérieure.

La zone moyenne étant innervée par les branches terminales des deux zones antérieure et postérieure donne lieu à des réflexes participant de ces deux zones réunies. Mais, comme le fait remarquer Sajous, l'asthme n'est pas toujours d'origine réflexe : il peut résulter de la propagation directe aux bronches de l'inflammation catarrhale de la partie supérieure du tractus respiratoire. Ici la cause excitante est la même, mais elle agit par continuité de tissu, tandis que, dans la variété réflexe, le lien d'union avec l'appareil pulmonaire se noue par l'intermédiaire du système nerveux.

V. — THÉORIES SUR LE RHUME DES FOINS

De l'étude que nous venons de faire, il ressort déjà que de nombreuses théories ont été émises pour expliquer le rhume des foins ; mais nous avouons que toutes sont défectueuses si elles ont la prétention d'expliquer, à elles seules, l'ensemble symptomatique de l'affection. Aucune d'elles ne peut tout expliquer et nous démontrerons que, dans l'espèce, une opinion éclectique est de mise avant tout. Le rhume des foins autant que le coryza apériodique s'établissent par une série de circonstances qui toutes jouent un rôle également important. C'est en somme un édifice complet dont on ne peut retrancher une seule partie sans en compromettre l'existence.

Nous allons d'abord passer en revue les principales théories en signalant leurs points essentiels, mais en montrant aussi par quelles objections il est possible de les combattre.

1. — THÉORIE MÉTÉOROLOGIQUE

On peut dire que c'est la première en date puisqu'elle a été soutenue par Bostock. Cet auteur fut le premier à décrire l'affection et il ne lui vint pas à l'idée de soupçonner l'influence du pollen. Il pensait que la chaleur et le soleil étaient, de l'avis même des malades, la cause la plus importante. Dechambre et Leflaive se sont aussi prononcés en faveur de l'influence météorologique. Mais, si l'on y réfléchit bien, pourquoi l'affection se présenterait-elle en Europe au mois de mai et en Amérique vers la fin du mois d'août? Ce ne sont point là les époques où la chaleur est le plus intense. Phœbus, qui tout d'abord s'était rangé à l'avis de Bostock, a parfaitement reconnu plus tard que la chaleur était incapable de provoquer à elle seule le rhume des foins. Comment expliquerait-on l'action de la chaleur et du soleil dans le coryza apériodique pendant la saison d'hiver? De plus, comme le dit Morell-Mackenzie, le rhume des foins n'existe ni dans l'Inde, ni dans le désert, mais plutôt dans les climats moyens. Pourquoi le soleil perdrait-il son influence au milieu de l'Océan? Ce sont là des objections de grande valeur qui démolissent de fond en comble la théorie météorologique.

Relativement à l'influence de la lumière vive, on peut faire les mêmes critiques. Aussi, à cette opinion de Phœbus qui accusait les jours les plus longs, Morell-Mackenzie répond qu'il ne peut en être ainsi puisque le Hay Fever est inconnu dans le pays du soleil de minuit.

2. — THÉORIE DU POLLEN

Cette théorie est sans nul doute l'une des plus séduisantes. Elle fut suggérée à Ellioston en 1831 par un de ses malades. Elle a été admise par Morell-Mackenzie qui s'est basé d'ailleurs sur les expériences intéressantes de Blackley. Ce dernier put opérer sur lui-même et faire des remarques d'une grande précision. A propos de l'étiologie, nous avons indiqué les cas exceptionnels que l'on pouvait opposer à la théorie pollinique et nous avons donné les réponses un peu exagérées de Morell-Mackenzie pour combattre les objections soulevées par ces faits.

Où la question s'embrouille, c'est lorsqu'il s'agit de déterminer l'espèce végétale exacte, cause principale du rhume des foins. En Amérique, on accuse surtout l'armoise pontique, plante très répandue et qui fleurit en août et en septembre. En Europe, on incrimine les graminées et les céréales. Blackley, quoique partisan d'un grand nombre d'espèces, penche de préférence pour les graminées.

L'influence du pollen est reconnue par de nombreux auteurs, Mackenzie, Wyman, Marsh, Lermoyez, Molinié, etc. ; mais la plupart ne voient dans le pollen qu'un côté de la question. Mattews, au contraire, affirme que le pollen est la seule et unique cause. On a voulu aller plus loin encore, et Szoner, en 1892, prétend avoir retrouvé dans les sécrétions nasales de petites parcelles de végétaux. Strangways admet bien aussi l'influence du pollen, mais en lui attribuant la propriété de former des toxines irritantes pour la muqueuse nasale. Wright Wilson et Morell-Mackenzie sont allés jusqu'à dire que le pollen pénétrait dans le torrent circulatoire. J. N. Mackenzie s'élève contre une telle opinion et ne l'adoptera que le jour où l'on pourra prouver la présence de grains de pollen dans le liquide sanguin.

Joal, en 1895, a vivement combattu la théorie pollinique; il affirme avoir vu des malades qui pouvaient se promener impunément dans la campagne au moment du printemps; il a même introduit dans les fosses nasales de ses malades une certaine quantité de pollen sans provoquer d'accès. Mais rien ne prouve, à notre avis, qu'il ait employé le pollen spécial susceptible de produire le réflexe, puisque l'on n'est pas encore fixé sur les véritables espèces végétales capables de provoquer les crises printanières. En outre, nous savons, et tous ceux qui ont étudié la question le savent comme nous, que les faits de crises débutant à l'occasion d'une promenade dans la prairie sont très fréquents. Les malades sont très affirmatifs à cet égard.

Quant à la question de savoir pourquoi les habitants de la campagne ont le bonheur d'échapper à l'affection, il est beaucoup plus difficile d'y répondre. Il est certain qu'ils n'y sont pas prédisposés. Le pollen n'agit que lorsqu'il pénètre sur une muqueuse douée d'un certain degré d'hyperexcitabilité réflexe. S'il n'en était ainsi, paysans ou citadins, tous devraient être frappés par le Hay Fever à l'époque du printemps. Le fait est en tout comparable à ce qui se passe pour les dermatoses, urticaire surtout, qui surviennent chez quelques prédisposés à la suite de l'ingestion de certaines substances alimentaires.

Nous croyons donc, pour notre part, que l'on peut retenir le pollen comme un facteur important. Il est bien la principale, mais non l'unique cause de la forme périodique printanière du coryza spasmodique.

Reste à savoir si le pollen agit par action mécanique, chimique ou autre, ou bien si c'est l'odeur, le parfum des plantes qui entrent en jeu plus que le grain de pollen lui-même; nous n'aurons garde de nous lancer dans une telle discussion. Jusqu'ici, aucune expérience ne permet de résoudre le problème. Joal a bien fait des expériences avec des pulvérisations de coumarine, d'eau de rose, etc., mais cela ne permet pas de rejeter l'influence attribuée au pollen. De tels faits prouvent simplement que, si la muqueuse hyperesthésiée est influencée par le pollen, elle peut l'être aussi par les odeurs, des parfums variés, etc.

3. — THÉORIE MICROBIENNE

Comme dans la plupart des maladies, il fallait s'attendre à voir rechercher un microbe pour expliquer l'affection. La théorie microbienne prit naissance en Allemagne. C'est Helmholtz qui, en 1869, souffrant lui-même du rhume des foins, émit l'idée de l'existence d'un microbe spécial. Le rhume des foins, d'après cet auteur, est dû à des vibrions spéciaux groupés deux à deux. Ces vibrions existaient dans les fosses nasales et dans les sinus pendant les mois de mai et de juin. Ils étaient excités par les premières chaleurs de l'été. Ils ressemblaient au *bacillus subtilis* du foin, et le pollen, dans ce cas, n'était que le simple véhicule des micro-organismes. Placés sur la lamelle du microscope, ils étaient animés de mouvements browniens dès que l'on chauffait la lamelle. Helmholtz institua un traitement basé sur les recherches de Binz sur les infusoires. Binz ayant prouvé que la quinine était un poison pour les infusoires,

Helmholtz préconisa les injections nasales de quinine et affirma que, par ce procédé, il guérissait rapidement le rhume des foins. Empressons-nous d'ajouter que les succès thérapeutiques de cette méthode n'ont pas été confirmés par d'autres expérimentateurs. En 1873, Salsbury attribua le Hay Fever au *ciliaris asthmaticus* découvert dans les eaux stagnantes et ayant pour propriété de se développer en présence de ferments organiques. Broadbury se rangea à l'avis de Helmholtz avec Patton du Mississipi, qui prétendit trouver dans le mucus nasal des granulations et des corpuscules qui disparaissaient après l'application du traitement.

En France, la théorie microbienne a rencontré un petit nombre de partisans. Il est presque inutile de rappeler que, il y a dix ans, Chatellier présenta à la Société anatomique une muqueuse de cornet hypertrophié provenant d'un malade atteint de Hay Fever. A l'occasion de cette présentation, Cornil conseilla de rechercher s'il existait dans ce cas des bactéries analogues à celles du foin. Aucune suite ne fut donnée au desideratum émis par Cornil. Ruault a émis un avis favorable à la théorie microbienne. Il a pensé que l'irritation des terminaisons nerveuses, mécanique ou chimique, devait provenir moins de la poussière elle-même que des micro-organismes apportés par la poussière. Cependant il ajoutait que ces micro-organismes ne devenaient actifs que chez les sujets prédisposés. Stickler, qui nie l'influence du pollen en s'appuyant sur ce fait que certains malades son atteints avant l'apparition des fleurs, se rallie à la théorie microbienne de Helmholtz et, à ce sujet, il établit une comparaison avec les névralgies du trijumeau d'origine paludéenne.

Mais, en somme, de toutes les opinions que nous venons d'énumérer, aucune ne repose sur une expérimentation sérieuse. Que l'on trouve des microbes spéciaux dans le nez, ce n'est pas douteux, les fosses nasales en abritent un nombre fort respectable, et il est bien osé de dire que tel microbe particulier est le microbe spécifique du rhume des foins. Aussi repoussons-nous sans hésitation cette théorie qui repose sur des bases trop fragiles.

D'ailleurs, comme Joal, nous ne voyons pas bien comment cette théorie s'accorderait avec les idées d'hérédité admises par tous. Nous ne savons pas par quel mécanisme agit le grain de pollen, nous sommes moins bien fixés encore sur le rôle des micro-organismes.

4. — THÉORIE NASALE

Nous toucherons maintenant à une théorie importante par le nombre et la notoriété des auteurs qui l'ont soutenue, nous voulons parler de la théorie émise pour la première fois par Daly de Pittsburg en 1862. C'est la théorie américaine par excellence, mais elle a franchi les mers et a fait en Europe de nombreux adeptes. Cette théorie consiste à admettre que le rhume des foins est toujours lié à une lésion nasale. Daly fit ressortir le rôle que peuvent jouer les maladies du nez et du nasopharynx dans la production du rhume des foins. Il chercha à démontrer que les causes excitantes ou agents extérieurs, pollen ou autres, restaient sans effet quand elles agissaient sur un nez exempt de lésions. Il a en outre voulu prouver que l'on pouvait guérir le Hay Fever en supprimant les lésions nasales. A l'appui de son dire, il cita 3 observations. Dans le premier cas, il s'agissait d'un malade qui depuis 20 ans souffrait de Hay Fever et qui guérit par la cautérisation des cornets hypertrophiés. Un second malade qui souffrait depuis 6 ans guérit par une ablation de polypes et par la destruction d'une hypertrophie des cornets. Un troisième cas, durant depuis 6 ans, fut guéri d'une semblable manière.

Roe (de Rochester) (1882), tout en admettant l'influence du pollen, se rallie à l'opinion de Daly touchant les lésions nasales. Il admet que la muqueuse nasale est hyperesthésiée et que si l'on examine de temps en temps des malades atteints de Hay Fever et traités pour une lésion nasale, on voit que les accès diminuent et cessent même quand la lésion nasale disparaît. Il reconnaît chez tous ses malades une hypertrophie plus ou moins marquée et prétend que le rhume des foins prédomine dans les régions où les conditions atmosphériques provoquent le plus facilement l'hypertrophie des cornets. Somme toute, pour cet auteur, l'hyperesthésie nasale est toujours associée avec une condition morbide latente ou active de la muqueuse, avec une hypertrophie du tissu vasculaire érectile qui recouvre les cornets et la partie inférieure de la cloison. L'année suivante, le même auteur attire à nouveau l'attention sur l'action irritante de crêtes et saillies de la cloison, mais il fait remarquer que les extrémités nerveuses doivent avoir une tendance morbide, attendu que, dans d'autres cas où il existe des lésions très accusées, on ne voit survenir aucun trouble réflexe.

La théorie nasale fut notablement consolidée par Hack (de Freiburg) (1). J. N. Mackenzie, Sajous, Bosworth,

(1) Hack, Les réflexes d'origine nasale.

Flechter Ingals, Moure, Ruault, Natier, Charazac, etc., soutiennent tous la théorie nasale, mais, pour la plupart d'entre eux, elle est insuffisante pour expliquer tous les cas. Woakes est allé plus loin que tous, en voulant prouver que le rhume des foins, tout comme les polypes du nez, résulte toujours d'une nécrose ethmoïdale. Klingensmith est aussi de ceux qui affirment la constance de la lésion nasale. Isch Wall, au contraire, dit que la lésion nasale fait souvent défaut. Joal, par sa statistique, arrive à la même conclusion. On peut opposer à la théorie nasale les nombreux insuccès du traitement chirurgical (faits signalés par Sommerbrodt, Luc et Cartaz). Mais la plus grosse objection que l'on puisse faire est que beaucoup de sujets porteurs de lésions nasales ne prennent jamais le rhume des foins. Puis, si la théorie nasale présente quelque vraisemblance dans les cas de coryza apériodique, que devient-elle quand il s'agit d'expliquer le retour périodique du Hay Fever? Pourquoi les lésions nasales s'endormiraient-elles pour le reste de l'année?

Nous avons déjà, dans un paragraphe antérieur, donné le résultat de notre statistique, et nous sommes arrivé aux mêmes conclusions que Joal : c'est que les lésions manquaient souvent, si par lésion nasale on entend les hypertrophies permanentes, les polypes et les crêtes ou déviations de la cloison. D'ailleurs, pour Bishop, l'hypertrophie des cornets peut bien être considérée comme la conséquence et non comme la cause de la maladie. Si la lésion nasale était l'unique cause, le traitement du Hay Fever ne serait plus qu'un jeu. Or, nul n'ignore la fréquence des insuccès du traitement chirurgical de cette affection.

Pour notre part, nous rejetons complètement la théorie

nasale dans le sens que nous venons d'indiquer. Nul ne pourra, malgré de fortes lésions nasales, éprouver les atteintes du rhume des foins s'il ne présente en même temps une hyperesthésie de la muqueuse; or cette hyperesthésie, condition *sine qua non* de l'accès, existe souvent sans lésion nasale.

Cela nous conduit naturellement à l'examen de la théorie neuro-arthritique qui va nous donner la clef de l'hyperexcitabilité nasale.

5. — THÉORIE NEURO-ARTHRITIQUE

Cette théorie est éminemment française, elle a été soutenue par Parrot, Desnos et Trousseau. Mais c'est à Guéneau de Mussy qu'en revient l'honneur dans ses deux admirables leçons de 1868 et 1872. Il fut suivi dans la même voie par Herbert, Giffo, Benoit et Dusseaud. En 1884, Bondet, à la Société de médecine de Lyon, publie six cas de rhume des foins observés dans sa pratique. Il releva chez cinq d'entre eux des antécédents goutteux nettement caractérisés; quant au sixième malade, il se plaignait de névralgies qui, on le sait, sont fréquentes chez les arthritiques. Bondet met l'influence de la diathèse goutteuse en première ligne et ne fait jouer aux poussières et au pollen en particulier qu'un rôle d'ordre secondaire. Il fait remarquer que l'un de ses malades vit survenir son premier accès à l'occasion d'un changement d'appartement (il avait choisi un local à proximité du Parc de la Ville), Bondet se prononce ensuite en faveur des rapports étroits qui relient le Hay Fever et la rhinobronchite spasmodique goutteuse.

A l'appui de la communication de Bondet, H. Mollière, notre ami si regretté, qui souffrait depuis de longues années du rhume des foins, vint plaider chaudement la cause de l'arthritisme, rejetant en grande partie l'influence du pollen pour incriminer la lumière et la chaleur. J. Teissier, à la même séance, affirme l'influence de la diathèse goutteuse combinée avec celle de la poussière. Le professeur Renaut accepte également l'influence de la diathèse dans le sens le plus large comparant le Hay Fever à l'urticaire et aux diverses dermatoses idiosyncrasiques.

Parmi les partisans de la théorie arthritique, citons encore Leflaive, Lermoyez, Abbott Smith, Labadie-Lagrave, etc. Mais, de ce que l'on se rattache exclusivement à cette théorie, il ne s'ensuit point que l'on doive condamner d'une manière définitive le traitement chirurgical. C'est aller bien loin que de prétendre que le traitement médical est seul efficace.

En 1895, Joal, dans son excellent mémoire, fait intervenir l'arthritisme et la neurasthénie comme deux grands facteurs du rhume des foins. Suivant la méthode du professeur Bouchard, il a recherché chez les parents de ses malades et sur les malades eux-mêmes les manifestations diverses de la diathèse arthritique et les a retrouvées dans la grande majorité des cas. Il insiste d'ailleurs sur ce fait que tous les arthritiques sont prédisposés aux fluxions du côté de la pituitaire.

A côté de l'arthritisme, il place la neurasthénie et affirme que, pour prendre le rhume des foins, l'arthritique doit être doublé d'un névropathe. Il a, comme Beard, établi une statistique dans laquelle il relève tous les accidents nerveux que l'on peut rencontrer chez les malades atteints de rhume des foins; mais il ajoute que le Hay Fever paraît incompatible avec les grandes névroses. Beard est même allé beaucoup plus loin, il a insisté à tel point sur le côté nerveux qu'il a complètement laissé le côté arthritique dans l'ombre. Il est beaucoup plus rationnel de faire intervenir les deux facteurs, neurasthénie et arthritisme, puisque, d'après divers auteurs, les neurasthéniques seraient toujours des arthritiques.

Joal a donc eu raison de faire du neuro-arthritisme une cause prédisposante de grande valeur. Il faut avouer que la majorité des faits parle en faveur de cet état diathésique. Mais cette théorie est encore insuffisante pour tout expliquer et ne doit pas entraîner l'oubli absolu de l'action irritante des agents extérieurs. Nous avons déjà plus haut signalé les connexités intimes qu'il nous a été donné de relever sur notre statistique, tant au point de vue du Hay Fever proprement dit qu'à celui du coryza spasmodique. Nous avons constaté ces accidents neuro-arthritiques aussi bien dans les antécédents héréditaires que dans les antécédents personnels.

Mais, nous objectera-t-on, tous les neuro-arthritiques ne sont pas affectés de coryza spasmodique printanier ou apériodique. C'est là une objection sérieuse sans aucun doute. A cela nous répondrons que si le neuro-arthritisme est un facteur indispensable, on doit, pour aboutir au coryza spasmodique, faire intervenir un élément nouveau, l'hyperesthésie de la muqueuse nasale. Or, cette hyperesthésie a fait l'objet de nombreuses recherches. Plus haut nous avons fait allusion à l'existence des zones hyperesthésiques et déterminé leurs localisations, d'après les travaux de Sajous et de J. N. Mackenzie. Cette hyperesthésie se combine avec la turgescence du tissu érectile, dont elle est d'ailleurs la conséquence. On peut donc accorder comme concession aux partisans de la théorie nasale pure que l'hypertrophie des cornets est une cause adjuvante puisqu'elle n'existe pas dans tous les cas. On peut en dire autant de toutes les autres lésions nasales; quand elles existent, elles créent pour la muqueuse une sorte d'infériorité qui rend son hyperexcitabilité plus compréhensible. Joal a même fait intervenir comme cause adjuvante de cette hyperexcitabilité des lésions d'organes splanchniques divers et assez éloignés.

Mais cette hyperexcitabilité de la pituitaire n'est encore qu'un phénomène secondaire qui dépend d'une susceptibilité particulière des centres nerveux. Cette susceptibilité existe donc et dans les centres nerveux et dans les terminaisons nerveuses; c'est elle qui rend un sujet plus sensible aux agents irritants venus de l'extérieur. Elle est la conséquence directe de la prédisposition neuro-arthritique. Pour Bishop, il s'agit, dans l'espèce, d'une exagération ou perversion fonctionnelle du système nerveux sans lésion des centres. Il démontre que l'innervation des voies respiratoires favorise les troubles nerveux réflexes et explique bien tous les symptômes dont le groupement forme le Hay Fever et le coryza spasmodique aussi bien pour la forme oculo-nasale que pour la forme naso-thoracique.

Sajous, en 1893, dans une nouvelle publication, ne décrit plus l'affection que sous le nom de *Rhinite hyperesthésique*; il en fait le résultat de la cessation brusque des fonctions inhibitoires des centres nerveux présidant aux phénomènes physiologiques de tout le tractus respiratoire supérieur. Alors, d'après Sajous, sous le coup d'une maladie héréditaire ou acquise du type adynamique, les centres affaiblis ne peuvent plus remplir normalement leurs fonctions. Leur demande-t-on le moindre surcroît d'activité fonctionnelle, aussitôt ils perdent leur pouvoir de contrôle et donnent lieu aux symptômes observés après la section du ganglion sphéno-palatin ou du sympathique cervical; l'hyperesthésie est le plus marqué de ces symptômes et la muqueuse devient sensible à certains agents irritants. Si l'agent irritant n'agit qu'au printemps ou à l'automne, on aura le Hay Fever; s'il agit irrégulièrement en toute saison, on sera en présence d'un coryza spasmodique apériodique.

Tel est le mécanisme invoqué par Sajous. On voit que cet auteur attache la plus grande importance au terrain constitutionnel acquis ou héréditaire. Disons toutefois, pour être complet, que Sajous attribue les troubles nerveux non seulement à l'arthritisme, mais aussi au rachitisme, et il tire de là des conclusions au point de vue thérapeutique.

A notre avis, la théorie neuro-arthritique est celle qui joue le rôle le plus considérable dans la pathogénie de l'asthme des foins et du coryza apériodique. Elle n'est pas suffisante pour tout expliquer, mais elle permet de bien comprendre la possibilité d'une rhinite hyperesthésique sans lésion nasale; à elle seule, elle suffit à expliquer l'hyperexcitabilité de la pituitaire. Si, au point de vue thérapeutique, elle donne des indications particulières, elle n'infirme aucunement le traitement nasal local dont le but est d'atténuer ou d'abolir l'hyperesthésie de la muqueuse.

A côté de la théorie neuro-arthritique, il faut maintenant citer les travaux récents qui ont pour but de démontrer l'influence considérable qu'exerce l'acide urique au point de vue pathogénique. Leflaive, qui a insisté sur la nature arthritique ou goutteuse de l'affection, dit que le rhume des foins est une sorte d'exutoire et que, pendant les accès, il s'élimine une grande quantité d'urates et d'acide urique. Il compare la crise de Hay Fever à l'accès de goutte considéré lui-même comme un effort de l'organisme pour éliminer les principes nocifs lentement accumulés. Nous avons déjà, dans le chapitre de la symptomatologie, exposé les résultats des expériences entreprises par Leflaive sur ce point spécial.

Depuis Leflaive, il a paru quelques travaux américains qui tendent à remettre en honneur la théorie de l'uricémie. C'est surtout Bishop (de Chicago) qui, à plusieurs reprises en 1893, puis en 1896-97, s'est efforcé de démontrer le rôle de l'uricémie dans la pathogénie du rhume des foins. Une opinion semblable a été émise également en Amérique par Norton Wilson.

Bishop déclare que les malades atteints de Hay Fever sont en proie à l'uricémie, il va jusqu'à dire que l'acide urique agit comme agent irritant local sur la pituitaire. Il a trouvé que, relativement à l'urée, l'acide urique augmente de proportion, le rapport entre ces deux substances tombe de 1/33 à 1/22 environ. Bishop admet un lien très étroit entre le coryza et l'uricémie; il en serait de même pour l'asthme, la migraine, les névralgies, les eczémas, etc., et en somme pour toutes les manifestations que le Professeur Bouchard attribue au ralentissement de la nutrition...

Bishop et Norton Wilson s'appuient sur les idées émises par Haig touchant l'augmentation de l'acide urique pendant la période du rhume des foins. Cette augmentation deviendrait la véritable cause de tous les symptômes d'irritation observés chez les sujets atteints de Hay Fever.

Les auteurs précités soutiennent que la théorie de l'uricémie ne vient pas à l'encontre de l'opinion médicale actuelle. Elle s'accorde avec tous les symptômes, elle unifie toutes les variétés du coryza spasmodique et explique les crises d'hiver aussi bien que celles du printemps. Elle permet en outre de fixer une ligne de traitement qui donne des résultats supérieurs à tous ceux qui ont été indiqués jusqu'à ce jour.

Nous n'aurions garde de nous prononcer sur la valeur réelle de la théorie uricémique, tant qu'elle n'aura pas été vérifiée par un plus grand nombre d'auteurs. Pour notre part, nous n'avons encore entrepris aucune recherche dans ce sens.

Nous avons terminé l'étude des diverses théories. Nous allons maintenant établir d'une manière précise comment, à l'heure actuelle, on conçoit et explique le rhume des foins. Nous ne voyons nullement la nécessité d'adopter une théorie unique, le problème est trop complexe. Il est préférable de se rallier à une théorie éclectique au moyen de laquelle les facteurs principaux de l'affection auront chacun leur rôle nettement déterminé.

6. — THÉORIE ÉCLECTIQUE

Cette théorie est celle qui semble rallier actuellement la grande majorité des rhinologistes. Elle consiste à admettre plusieurs facteurs indispensables pour la production du coryza des foins. Elle prend, en somme, les faits vraisemblables énoncés dans les diverses théories et les coordonne pour en faire un tout compréhensible.

Dans la construction de tout édifice, il est nécessaire de faire entrer des matériaux variés : de même, dans le coryza hyperesthésique, il faut faire intervenir des causes multiples. Chacune de ces causes prise isolément est rationnelle, mais insuffisante pour donner naissance au syndrôme complet du rhume des foins.

En 1890, Whitehill Hinkel (de Buffalo) a donné une théorie mixte à laquelle nous nous rattachons volontiers, théorie empruntée à sir Andrew Clark. Il a admis trois conditions essentielles :

1° Existence d'un tempérament nerveux héréditaire ou acquis ;

2° Une susceptibilité ou hyperexcitabilité particulière de la muqueuse, ou bien une maladie nasale ;

3° Une cause irritante extérieure.

Cette théorie a été admise par Sajous, Bosworth, Richard Thomas, Lermoyez, Joal, Molinié, Vassal, etc. Elle est indifféremment applicable aux deux formes : printanière et apériodique.

Le premier facteur : *tempérament nerveux héréditaire ou acquis*, donne satisfaction aux partisans de la théorie nerveuse vaso-motrice ou de la théorie neuro-arthritique. Neurasthénie, goutte, rhumatisme, uricémie, tout rentre admirablement dans ce cadre. Tout explique la facilité avec laquelle se produisent les phénomènes réflexes.

Le deuxième facteur, consistant dans l'*hyperexcitabilité de la muqueuse nasale*, ralliera tous les partisans de la théorie nasale pure, tels que Daly, Hack, Roe et autres. En effet, on peut admettre ou bien qu'il existe une simple hyperesthésie de la muqueuse, ou bien que cette hyperesthésie est mise en jeu par suite de compression résultant de lésions pathologiques. Mais, dans ce dernier cas, les lésions nasales, par leur siège habituel, agiraient plutôt sur les zones moyenne et postérieure.

Le facteur *hyperesthésie* permet aussi d'expliquer les succès obtenus dans un grand nombre de cas par le traitement chirurgical.

Enfin, si ces deux premiers facteurs interviennent comme cause prédisposante, il en est un troisième qui agit comme cause déterminante. Nous voulons parler des *agents irritants extérieurs* et plus spécialement du pollen dont l'action a été rendue si évidente par Blackley, Ellioston, Smith et Morell-Mackenzie.

A côté du pollen, nous pouvons classer toutes les autres causes déterminantes, tellesque : odeurs, chaleur, lumière, poussières diverses. Grâce à la diversité des agents irritants, on explique toutes les variétés du rhume des foins et du coryza apériodique. Par les différentes espèces de pollen, on conçoit que le Hay Fever puisse éclater en Amérique et en Europe à des époques variant avec la date de la floraison de la plante incriminée. Les autres agents irritants nous donneront la clé de toutes les formes de coryza apériodique.

Telle est donc dans son ensemble la seule théorie admissible, la seule qui puisse concilier toutes les opinions. Quant à expliquer pourquoi de deux individus, neuro-arthritiques ou non, placés dans les mêmes conditions, l'un prendra le coryza spasmodique alors que l'autre en sera exempt, il est difficile d'en donner le véritable motif. Avec la théorie, nous répondrons que c'est l'hyperesthésie de la muqueuse qui établit la différence entre les deux sujets, mais nous ne pourrons rien dire de plus.

La théorie éclectique ou mixte nous permet d'expliquer aussi les succès évidents des diverses méthodes proposées par les partisans de chaque théorie. Les uns s'adressent à la diathèse et prétendent obtenir de la sorte de fort beaux résultats. Les autres visent plutôt la lésion nasale et l'hyperesthésie de la muqueuse et réussissent à enrayer le rhume des foins en supprimant la lésion et en modifiant la sensibilité de la pituitaire. Enfin, ceux qui n'ont vu dans l'affection que la cause irritante extérieure ont compté des succès en soustrayant leurs malades à l'influence de l'agent irritant.

Quel que soit celui des trois facteurs auquel on s'adresse, le traitement peut conduire à la guérison. Reste néanmoins à déterminer celui sur lequel on pourra exercer le plus sûrement son action. Pour notre part, d'après nos expériences personnelles, notre tendance est de chercher à combattre l'hyperesthésie nasale, c'est-à-dire à rendre le malade inapte à être influencé par les agents extérieurs.

VI. — DIAGNOSTIC ET PRONOSTIC

Diagnostic. — Le diagnostic du rhume des foins avec le coryza apériodique est sans importance; l'un est périodique, l'autre revient irrégulièrement à l'occasion de certaines causes souvent inconnues. Le tableau symptomatique est le même. Il n'y a que la durée des accès qui diffère. L'un et l'autre peuvent se compliquer d'asthme.

Le coryza aigu vulgaire est facile à reconnaître par sa marche et sa durée et par l'absence relative de symptômes oculaires importants. La seule difficulté existe quand on se trouve en présence des premiers accès de Hay Fever. On devra se souvenir des périodes précises d'apparition du rhume des foins; souvent, néanmoins, le diagnostic ne se fera que vers la deuxième ou troisième année.

Si les symptômes oculaires prédominent, on peut croire volontiers à une conjonctivite simple. En 1897, Gardette a décrit dans sa thèse un catarrhe printanier de la conjonctive, catarrhe connu des ophtalmologistes depuis 1846. D'après Gardette, le catarrhe du rhume des foins en diffère par la violence de son inflammation, sa durée de quelques semaines seulement et par l'absence de lésions pathologiques de la conjonctive.

Quant à la différence entre l'asthme vrai et l'asthme des foins, elle consiste en ce que la crise d'asthme vrai est beaucoup plus intense. D'après Morell-Mackenzie, l'asthme des foins se prend à des dates déterminées, principalement dans le jour et en plein air. L'asthme vrai, au contraire, survient surtout à l'intérieur et pendant la nuit. L'asthme dû coryza apériodique est plus difficile à reconnaître, néanmoins on tiendra grand compte de la similitude des circonstances dans lesquelles il se présente et de son début par les éternuements.

Pronostic. — Relativement au pronostic, nous dirons tout d'abord que pour l'asthme des foins, tous les symptômes disparaissent en règle générale après la période du printemps. Le pronostic est moins bon pour le coryza apériodique, sauf dans le cas où il existe de petites lésions nasales bien définies et faciles à supprimer.

D'après Macdonald, les cas de Hay Fever les plus réfractaires au traitement sont ceux dans lesquels il n'y a aucune lésion nasale; ce sont les cas où il existe le plus de signes objectifs qui donnent les plus beaux succès thérapeutiques. Tel n'est point notre avis en ce qui concerne le Hay Fever proprement dit, et notre opinion est basée sur les résultats observés sur nos propres malades.

Le pronostic de l'asthme est plus sérieux que celui du coryza. Cependant il faut reconnaitre que l'emphysème ne complique jamais l'asthme des foins. G. Sée a bien cité un cas compliqué d'affection cardiaque grave, mais on peut se demander, vu la rareté du fait, s'il ne s'agissait pas là d'une simple coïncidence.

En résumé, nous croyons pouvoir conclure avec Whitehill Hinkel que l'amélioration du Hay Fever n'est soumise à aucune règle et qu'elle varie avec chaque cas particulier.

VII. — TRAITEMENT

Nous avons jusqu'ici discuté sur la nature et la pathogénie du Hay Fever, il est temps d'aborder la question du traitement. Les malades atteints de rhume des foins le sont à des degrés divers et il en est chez lesquels l'affection va jusqu'à causer une perturbation générale avec dépression morale considérable.

Le traitement se déduira naturellement des divers facteurs qui interviennent dans la crise. Nous aurons à faire éviter les agents irritants, à modifier le terrain neuro-arthritique et enfin à supprimer l'hyperesthésie de la muqueuse nasale. De là la division en traitement préventif, traitement de l'état général et en traitement local basé sur les moyens médicaux ou chirurgicaux.

1. — TRAITEMENT PRÉVENTIF

Le traitement préventif a pour but de soustraire le malade à la cause déterminante de l'accès. Or, le malade connaît les circonstances les plus favorables dans lesquelles éclate la crise. Il sait parfaitement qu'à partir du mois de mai, et plus spécialement du 15 au 25, il sera pris d'éternuements et de coryza spasmodique s'il fait une promenade à la campagne. Aussi les citadins feront bien de ne pas quitter la ville jusqu'à la fin du mois de juin. Les ruraux, de leur côté, devront venir s'installer dans les grandes villes. Ce n'est pas à dire que les crises ne puissent éclater dans les villes, mais elles sont toujours moins violentes. Le meilleur moyen serait de garder la chambre pendant six semaines, mais c'est une méthode peu pratique. Dans tous les cas, on fera bien d'éviter les sorties au milieu du jour au grand soleil, on évitera aussi les grands vents. Pendant toute la durée du Hay Fever, on se dispensera d'aller en chemin de fer, puisque nous avons démontré plus haut l'influence désastreuse de ce genre de locomotion. La bicyclette sera mise de côté, il en sera de même pour les promenades à cheval ou en voiture. Morell-Mackenzie conseille même d'abandonner les parties de cricket et de lawn-tennis.

Tous les auteurs recommandent de porter de grandes lunettes de verre noir encadrant complètement l'orbite; il est bon aussi d'avoir un chapeau à larges bords. Les Anglais engagent leurs malades à porter sur la face un voile à trois doubles d'un tissu appelé *gossamer* ou gaze de soie légère. M. Mackenzie fait encore placer dans les fosses nasales de petits tampons de coton pour filtrer l'air.

J. Mackenzie critique fort les recommandations de son homonyme M. Mackenzie qui veut filtrer l'air au niveau de tous les orifices respiratoires. Nous pensons que les tampons de coton sont avantageusement remplacés par des pulvérisations de vaseline liquide pure ou mélangée de salol ou de menthol à 1/20. L'huile de vaseline forme un véritable vernis protecteur sur la muqueuse, elle annule ou amoindrit l'action des agents irritants extérieurs. L'emploi de la vaseline a été recommandée par Sajous, Ruault, Lermoyez. Nous-même nous l'employons depuis longtemps dans la majorité des cas, et nous avons maintes fois reconnu son efficacité. On applique l'huile de vaseline soit au pinceau, soit au moyen d'un pulvérisateur spécial.

Mais tous les remèdes que nous venons d'énumérer sont d'une valeur douteuse. Le plus sûr moyen est de changer de climat. On a remarqué que certaines localités sont plus habitables pour certains sujets. Ainsi nous avons vu des malades éviter le rhume des foins en se rendant à Paris pour toute la saison, c'est-à-dire pendant les mois de mai et juin. D'autres vont à la recherche d'un séjour d'altitude, mais il est bon de dire que nous avons vu des malades rechuter en juillet et en août, en arrivant dans des pays élevés où la floraison était tardive.

Les Anglais et les Américains conseillent tous le séjour sur le littoral où la brise de terre seule peut donner quelques accès. Mais le remède sans contredit le seul efficace est un voyage sur mer pendant toute la période du rhume des foins. Malheureusement, le remède est peu pratique et n'est pas à la portée de tous. Il vaudra donc mieux, comme le dit William Cheatham, chercher le moyen de préserver les sujets qui sont obligés de rester chez eux, retenus par les obligations professionnelles.

2. — TRAITEMENT DE L'ÉTAT GÉNÉRAL

Nous avons dit que le rhume des foins ne sévissait guère que chez des gens entachés de goutte, d'arthritisme, de neurasthénie ou de toute autre maladie résultant d'un ralentissement de la nutrition. Ce sera l'affaire du praticien, en présence de chaque cas, de déterminer la caractéristique de son sujet pour lui appliquer le traitement le plus convenable, soit au point de vue hygiénique, soit au point de vue médicamenteux.

On a beaucoup vanté la médication antispasmodique et névrotonique. On a donné l'opium, la belladone et diverses solanées. Morell-Mackenzie préconise l'emploi du valérianate de zinc associé à l'asa fœtida. A citer encore les bromures, iodures et les préparations arsenicales.

On est à peu près unanime pour prescrire les bains et les douches. Phœbus recommande aussi les bains de mer et les séjours d'altitude. Rumbold se livre à une énumération luxueuse de précautions hygiéniques. On conçoit sans peine qu'il nous est difficile de donner des indications précises, car la médication doit varier avec chaque malade. Le séjour dans certaines stations thermales produira meilleur effet, surtout dans les cas où dominent les phénomènes bronchiques et goutteux, dans la variété asthmatique. Les stations du Mont-Dore, de La Bourboule, de Royat, de Vichy ou d'Ems, seront plus particulièrement indiquées.

Enfin, nous avons dit que, dans ces dernières années, on avait attribué une action plus spéciale à l'élévation du taux de l'acide urique dans le sang. On en a logiquement déduit des principes thérapeutiques.

Bishop part de ce fait que plus le sang est alcalin, plus

facilement il dissout l'acide urique qui s'est accumulé dans les tissus. C'est à cet excès d'acide urique dans le sang qu'il attribue alors les accès de rhume des foins ou coryza apériodique. Dans le but de combattre cette uricémie, Bishop chasse l'acide urique du sang en administrant un acide à l'intérieur. Il donne quelques gouttes d'acide sulfurique dans une certaine quantité d'eau, ou mieux, il prescrit une préparation acide de phosphates. Il associe à cette médication quelques doses de morphine et d'atropine pour agir dans le même sens. Enfin, il conseille un régime spécial pour prévenir l'accumulation de l'acide urique dans l'organisme. Son but est de tendre à ramener à la normale le taux de l'acide urique par rapport à celui de l'urée. Pour Bishop, les alcalins provoquent les accès d'uricémie. Il fait prendre du salicylate de soude à la dose de 10 à 30 centigr. pendant un ou deux mois avant la période du rhume des foins; mais il reconnait que le salicylate pendant l'accès aggrave les symptômes. Il est assez favorable à l'usage prolongé de la lithine (30 à 60 centigrammes par jour).

Norton Wilson, partant de la même théorie que Bishop, soutient que les alcalins, salicylate de soude et autres substances analogues produisent l'uricémie et que les attaques augmentent d'intensité quand l'acide urique s'est accumulé dans l'organisme. Il chasse aussi l'acide urique du sang par l'administration d'un acide et de préférence par l'acide sulfurique aromatique ou par l'acide phosphorique. Lorsque l'acide urique a été éliminé du sang, il le chasse alors des tissus en prescrivant 10 à 15 centigrammes de salicylate de soude trois fois par jour. Il supprime en outre tous les aliments producteurs d'acide urique tels que viande, bière, limonade, etc.

Comme Bishop, il pense qu'il est bon de commencer la croisade contre l'acide urique un ou deux mois avant la période du rhume des foins. Haig et Norton Wilson rejettent la lithine comme ne donnant aucun résultat.

Cette méthode thérapeutique paraît fort séduisante et donnerait, de l'avis de ses auteurs, des succès remarquables. Dans tous les cas, cette pratique n'est pas dangereuse et nous nous proposons d'y recourir à l'avenir en la combinant avec la méthode chirurgicale.

En opposition avec la théorie, nous devons citer toutefois le cas d'un malade que notre collègue Roque a guéri depuis trois ans en lui prescrivant l'usage de l'eau de Vals et de l'eau de Vichy pendant la période des foins.

3. — TRAITEMENT MÉDICAL DE L'ACCÈS

Avant la théorie nasale, le traitement médical était le seul employé. Nous parlons du traitement local applicable au moment de l'accès. Mais nous ne voulons pas dire par là que le traitement général doive être laissé de côté, il est préférable de le continuer durant toute la crise. Quelques auteurs ont eu l'idée de faire une médication interne comme s'il s'agissait d'une maladie aiguë, ils ont prescrit tour à tour les révulsifs, les purgatifs, l'ipéca, la saignée. Mais, dans le cas présent, ces remèdes sont sans valeur; ils sont même dangereux en ce sens qu'ils ne peuvent que contribuer à augmenter la dépression nerveuse déjà si marquée du fait de l'affection.

De toutes les médications nous ne retiendrons que celle qui s'adresse à l'élément bronchique. Cette médication n'a rien de spécial au rhume des foins, elle est trop connue pour que nous y insistions. Il nous faudrait faire défiler ici toute la médication antiasthmatique, citer tous les expectorants, les calmants, les nervins, etc. Néanmoins il est une médication calmante de l'accès qu'il ne faut pas passer sous silence, car son efficacité a été reconnue par le plus grand nombre. Il s'agit d'une association de morphine et d'atropine que l'on administre à doses minimes et fractionnées. Mac Cassy y adjoint du citrate de caféine. Morell-Mackenzie se contente de la teinture d'opium et Sajous s'en tient exclusivement à l'atropine qu'il donne à la dose de 1/8 de milligramme, toutes les 4 ou 6 heures, suivant l'intensité des crises.

Lermoyez préconise la formule suivante :

Sulfate neutre d'atropine.......	5 milligrammes
Sulfate de strychnine..........	2 à 4 centigr.
Sirop d'écorces d'oranges......	400 grammes

Une cuillerée à soupe chaque jour aux deux repas.

Toutes ces préparations contenant de l'atropine devront être maniées avec une prudence excessive.

Macdonald conseille aussi la pipe d'opium, quelques bouffées suffisent pour calmer un accès.

4. — TRAITEMENT LOCAL MÉDICAL

Il importe maintenant de voir comment nous pourrons calmer les divers symptômes. En premier lieu, il faut diminuer l'inflammation et soulager la douleur que les malades ressentent au niveau de la conjonctive. Il ne suffira pas seulement de porter des lunettes de verre plus ou moins foncé, il sera bon de faire un traitement local. Morell-Mackenzie conseille des bains d'yeux avec de l'eau froide. Roberts préfère l'eau chaude légèrement salée. Carl Genth et plusieurs autres recommandent les lotions et applications de sublimé corrosif à la dose de 1 pour 3000. Cette médication doit être faite dès le début.

William Cheatham emploie le bain boriqué contenant de l'eau de rose avec une petite dose de camphre et d'extrait d'hamamelis virginica. Quant à Galezowski, il prescrit des instillations de la solution suivante :

Sulfate d'ésérine....................	0 gr. 02
Eau distillée........................	10 grammes

Nous n'avons pas la compétence nécessaire pour dire quelle est de toutes ces médications la plus active. D'ailleurs l'intervention du côté des fosses nasales est beaucoup plus importante, et dès que nous aurons pu calmer les troubles de la pituitaire, nous aurons du même coup enrayé ceux de la conjonctive.

La médication nasale a été appliquée sous des formes très variées : inhalations, lavages, pulvérisations, poudres, badigeonnages.

Pour les inhalations, on peut se servir d'un grand nombre de substances. On a employé les vapeurs de camphre, de chloroforme, d'acide phénique, etc. C'est la méthode de Thorogwood.

M. Mackenzie et Macdonald prétendent avoir obtenu des effets très calmants par les vapeurs de chlorhydrate d'ammoniaque naissant au moyen de ces appareils si répandus en Angleterrre. On a vanté également les cigarettes de cubèbe.

H. Mollière, en 1894, a appelé l'attention sur les avantages que l'on peut retirer des inhalations d'eau de Cologne. Un jour, lors d'un voyage en Suisse, il prit une crise terrible qui cessa comme par enchantement dès qu'il put se procurer de l'eau de Cologne. Leflaive et Grandclément attribuent la même action au baume de Fioravanti.

Au sujet des lavages des fosses nasales, nous serons

très bref, car cette méthode a été dictée par des idées théoriques pures non démontrées. On a surtout voulu lutter contre les micro-organismes et, en somme, tout se réduit à un lavage mécanique sans importance. Qu'on agisse avec des solutions de quinine, d'acide salicylique ou phénique, voire avec du tannin, les résultats sont insignifiants.

On a préconisé l'emploi de poudres calmantes ou modificatrices. Leflaive parle de poudre de sous-nitrate de bismuth. M. Mackenzie aurait obtenu un succès avec le tabac à priser.

Lennox Browne (1) s'élève contre l'usage des poudres. Nous ferons pourtant une restriction en faveur de la poudre à base de menthol qui diminue la congestion des cornets et partant l'obstruction nasale. On peut en dire autant des poudres contenant de la cocaïne, mais nous reviendrons plus en détail sur cette substance.

Nous avons peu de choses à dire concernant le traitement par les pulvérisations médicamenteuses, car, en dehors de la cocaïne, nous ne voyons que les pulvérisations d'acide chromique qui aient été conseillées. Macdonald conseille de faire trois fois par jour pendant 5 minutes une pulvérisation chaude de 4 à 8 milligrammes d'acide chromique dans 30 grammes d'eau. C'est une méthode infidèle comme résultat, et on ne perdra pas de vue la grande toxicité de cet acide.

Ruault a pratiqué la congélation de la pituitaire au moyen de pulvérisations de chlorure de méthyle liquéfié ; mais le principal mérite de cet auteur a été surtout de vulgariser les pulvérisations d'huile de vaseline. Cette

(1) Lennox Browne, Traité des maladies du larynx. Paris, 1891.

huile peut s'employer pure ou additionnée de menthol ou de salol à la dose de 1/20 ou 1/30. Cette pulvérisation apporte un soulagement immédiat pendant l'accès. Elle joue aussi le rôle de vernis protecteur quand le malade est obligé de s'exposer à l'action de l'agent irritant habituel auquel il est sensible. Nous avons souvent employé cette pulvérisation chez nos malades et presque toujours avec succès.

Nous laissons de côté les applications locales de tampons imbibés de solutions médicamenteuses ainsi que les bougies médicamenteuses prescrites par Mackenzie.

Nous avons hâte de parler de la cocaïne qui, depuis sa découverte, a pris une large part dans la médication du rhume des foins. La cocaïne exerce sur les fosses nasales une double action anesthésique et décongestive. Il est certain qu'au moment de l'accès, une pulvérisation de chlorhydrate de cocaïne à 1 % soulage de suite les malades. Mais le soulagement dure peu, il faudrait répéter souvent la dose et il serait dangereux de confier ce médicament au malade lui-même. La cocaïne épuise vite son effet, il faut augmenter progressivement la dose et le malade tombe fatalement dans un abus non moins nuisible que celui de la morphine. Actuellement tous les rhinologistes s'élèvent contre l'abus de la cocaïne et ne réservent cette substance que pour leurs interventions chirurgicales. Stickler a fait une véritable charge contre la cocaïne et en a signalé les graves inconvénients. Personnellement nous connaissons plusieurs cas de cocaïnomanie et plus spécialement dans le corps médical. W. Hill a conseillé de remplacer la cocaïne par le menthol. C'est un médicament moins actif, mais dont l'abus n'offre plus les mêmes dangers.

En 1898, Lichtwitz a préconisé l'emploi d'insufflations de poudre d'orthoforme dans la rhinite vaso-motrice, même dans la forme printanière. Ce médicament est un analgésique de premier ordre, il est inoffensif et son action est durable. Il cite un cas de succès chez un malade atteint de coryza spasmodique. Nous avons employé également l'orthoforme dans des cas de rhume des foins, le soulagement a été très marqué chez quelques malades, mais nul sur le plus grand nombre.

5. — TRAITEMENT CHIRURGICAL

Nous touchons ici à la partie la plus importante du traitement. Nous allons voir que de tous les traitements proposés, le traitement chirurgical est celui qui donne la plus entière satisfaction.

Les partisans de la théorie nasale nous diront que l'on ne doit opérer que s'il existe une lésion nasale, polypes, éperons de la cloison, hypertrophies, et que dans les cas où l'on ne constate aucune lésion, il n'y aura pas lieu d'intervenir. Ce n'est pas notre avis, nous croyons parfaitement que la lésion nasale évidente peut jouer le rôle d'irritant pour la muqueuse, et nous avons vu plusieurs fois des coryzas apériodiques guéris par l'ablation d'un petit polype. Mais nous affirmons aussi, et cela d'après notre statistique, que, dans le rhume des foins, les lésions nasales n'existent que dans un petit nombre de cas. En cela, nous sommes d'accord avec un grand nombre de nos confrères.

Mais s'il n'existe pas de lésions apparentes, quelle sera la conduite à tenir? Nous devons modifier la surface de la pituitaire hyperesthésiée, afin de la rendre insensible aux agents irritants extérieurs : pollen, poussière ou autres. Or, pour modifier la sensibilité excessive de la muqueuse, pour annihiler son excitabilité réflexe, nous n'avons pas de meilleur moyen que la cautérisation.

Pour nous, nous employons exclusivement le galvanocautère et nos résultats sont, en général, satisfaisants. Les malades se présentent à nous, soit dans le cours d'un accès, soit dans l'intervalle des crises. Dans le premier cas, on se trouve en présence d'une muqueuse temporairement hypertrophiée ; dans le second, la muqueuse a repris son aspect normal. Or, dans le premier cas, il ne s'agit pas de lésion nasale, car il suffira d'appliquer un peu de cocaïne pour voir la muqueuse se rétracter complètement. Nous ne conclurons à l'existence d'une hypertrophie véritable des cornets que lorsque l'action de la cocaïne ne déterminera qu'un affaissement médiocre de la muqueuse et que les cornets resteront, en outre, hypertrophiés dans l'intervalle des crises. Mais que nous nous trouvions en présence de l'une ou l'autre de ces deux hypothèses, notre règle est toujours la même : nous cautérisons la muqueuse, bien plus dans le but de modifier son hyperesthésie que dans celui de provoquer sa rétraction.

Nous cherchons de la sorte à supprimer le lien d'union entre le terrain neuro-arthritique et l'agent irritant extérieur. De cette manière l'acte réflexe devient impossible et la crise n'a plus lieu. Telle est la ligne de conduite la plus rationnelle à suivre. Elle repose d'ailleurs sur des faits cliniques indéniables, appuyés par de nombreuses autorités rhinologiques. Cette méthode s'applique indifféremment au coryza des foins et au coryza spasmodique apériodique, car son mode d'action n'a qu'un seul but, supprimer l'acte réflexe, qu'il soit produit par n'importe quelle poussière, pollen, lycopode, ipéca, odeurs, etc., ou qu'il s'adresse à n'importe quel état diathésique : goutte, arthritisme ou neurasthénie.

A l'appui de ce que nous venons de dire, nous devons donner ici les résultats de notre statistique personnelle. Nous croyons qu'on a beaucoup exagéré le nombre des guérisons et nous sommes loin du chiffre 80 % de guérisons cité par quelques auteurs, si toutefois l'on entend par guérison la suppression définitive du rhume des foins pour l'année courante et pour toutes les années futures. Puis, dans une statistique, il est difficile de donner des chiffres précis. Que dire, par exemple, au sujet d'un malade qui vient se faire traiter, qui paraît guéri et que l'on ne revoit plus les années suivantes? Assurément ce malade ne doit pas être classé dans les guérisons définitives. Aussi, dans notre statistique, nous ne trouvons que deux guérisons avérées sur 68 malades; nous pensons qu'il en existe d'autres, mais nous ne pouvons l'affirmer pour les motifs énoncés ci-dessus. Dans un cas, la cautérisation enraye l'affection pour deux ans. En parcourant nos notes, nous trouvons dans 20 cas la guérison complète de la crise annuelle par la cautérisation, et 6 fois surtout le résultat a été rapide et remarquable. Ces résultats ont été obtenus plusieurs années de suite pour quelques malades. D'autres, après une première amélioration, n'ont jamais été revus. Dans un cas, nous avons débarrassé le patient de ses crises d'asthme sans pouvoir supprimer le coryza, et, inversement, nous avons vu un malade conserver les troubles asthmatiques après disparition du coryza. Un autre malade, fort soulagé chaque fois par les cautérisations, vit néanmoins ses accès durer jusqu'à l'automne.

Notons encore sur deux sujets la disparition des accès

d'asthme après trois saisons consécutives au Mont-Dore.

Relativement au coryza apériodique, sur 97 cas, nous avons quatre guérisons certaines, mais ce chiffre doit être au-dessous de la vérité, beaucoup de malades ne revenant plus nous voir pour nous donner le résultat du traitement. Comme améliorations importantes nous avons relevé 14 cas dont 3 étaient, pour ainsi dire, guéris. Mentionnons aussi deux insuccès complets chez deux malades asthmatiques. Chez l'une d'elles pourtant une cautérisation procura une amélioration de huit jours, fait qu'elle n'avait pas observé depuis plus de deux ans.

De tout ceci, il se dégage le fait suivant : c'est que la guérison est rare et que les améliorations sont très fréquentes.

Comment do 'tre faite la cautérisation? Nous décrirons tout d'abord la cautérisation au galvanocautère, comme étant celle qui a notre préférence. N' us l'avons employée régulièrement dans tous les cas. C'est à Roe que nous devons la vulgarisation de cette méthode. Quoi qu'on en dise, cette cautérisation peut se faire sans douleur. On badigeonne, au préalable, les cornets avec une tige porte-coton imbibée de quelques gouttes de solution de cocaïne à 10 %, en procédant avec douceur et en se guidant au moyen du spéculum pour contourner le cornet inférieur dans toute sa longueur. Chez les sujets trop pusillanimes, on peut remplacer le badigeonnage par une légère pulvérisation de cocaïne à 1 ou 2 % : l'anesthésie une fois produite (il faut environ 1 ou 2 minutes), on introduit la pointe du galvanocautère, et l'on fait d'arrière en avant des cautérisations linéaires sur toute la surface du cornet inférieur. On pratique ainsi 5 ou 6 raies de feu, étagées les unes au-dessus des autres, dans les deux fosses nasales. On peut aussi toucher le cornet moyen. Nous n'avons jamais pratiqué la cautérisation sur la cloison nasale. Après la cautérisation, on insuffle de la poudre d'aristol et on recommande au malade d'en priser plusieurs fois par jour pendant une dizaine de jours. Cette insufflation n'est faite qu'à titre antiseptique.

Voici ce que l'on observe après les cautérisations. Le malade est immédiatement soulagé et ne reprend plus d'accès pendant une quinzaine de jours. Puis les accès reparaissent, mais très atténués. On fait alors une deuxième séance, et ainsi à l'aide de trois cautérisations espacées de quinze jours, on permet au malade de traverser sans douleur toute la période du rhume des foins. On peut combiner ce traitement avec les pulvérisations de vaseline. Dans l'intervalle des cautérisations, le malade peut impunément affronter la campagne sans éprouver le moindre malaise. La méthode galvanocaustique a été employée à l'étranger par Roe, Flechter Ingals, Allen, Sajous, Koehler, Beschorner, et en France par Moure, Charazac, Ruault, Baratoux, Cartaz, etc.

Tels sont les résultats que l'on obtient, à peu d'exceptions près, et cela sans faire le moindre traitement général. Il nous semble qu'aucun autre traitement ne peut donner semblable satisfaction. Mais il ne faut pas être trop ambitieux ; si les améliorations importantes sont pour ainsi dire la règle, les guérisons complètes sont l'exception,

Toutefois nous reconnaissons volontiers que la cautérisation peut être faite par d'autres procédés que la galvanocaustie. On a préconisé successivement l'acide nitrique, l'acide chromique, l'acide acétique glacial et l'acide trichloracétique.

Nous rejetons d'emblée l'acide nitrique comme étant d'une manipulation dangereuse et d'une action difficile à limiter. Avec cet acide on ne peut jamais cautériser dans une séance qu'une surface de quelques millimètres, et la réaction inflammatoire est telle que le lendemain la fosse nasale est tout à fait obstruée. Nous n'approuvons pas davantage l'acide chromique qui a été employé par Fränkel et par Heryng. Cet acide doit être manipulé avec une grande prudence, il est très toxique et se diffuse largement. Son application doit être suivie de lavages au bicarbonate de soude pour neutraliser l'excès d'acide et prévenir l'intoxication. Les résultats obtenus sont loin d'être supérieurs à ceux que donne la galvanocaustie, si peu dangereuse et si facile à appliquer.

Nous devons une mention spéciale à l'acide acétique glacial. Sajous s'est fait le promoteur de ce procédé et a pour ainsi dire abandonné la galvanocaustie. Il s'est laissé guider dans ses préférences par des considérations découlant directement de ses recherches sur les zones sensibles de la muqueuse. Convaincu de la dissémination étendue de ces zones, il a pensé que la galvanocaustie ne pouvait exercer son action sur tous les points sensibles et il a prétendu avoir trouvé dans l'acide acétique le caustique idéal, non dangereux, susceptible d'agir sur tous les points hyperesthésiés. Mais il faut faire de sept à huit séances à une semaine d'intervalle. On applique cet acide au moyen d'un stylet inventé par Bosworth et modifié par Sajous. C'est une sorte de sonde renfermant un stylet caché que l'on charge d'une goutte d'acide acétique. On introduit la sonde et lorsqu'on est arrivé sur le point que l'on désire cautériser, on fait sourdre le stylet en appuyant l'index sur un levier. Sajous affirme que, par ce procédé, il a obtenu un plus grand nombre de guérisons permanentes, et que le soulagement pour les cas non guéris a été plus durable par l'acide que par le galvanocautère. L'acide acétique arrête les mouvements des cils vibratiles et paralyse les terminaisons nerveuses. L'épithélium est détruit, mais il se restaure plus tard et le plus souvent les crises reparaissent l'année suivante.

Jusqu'ici nous n'avons jamais employé les cautérisations à l'acide acétique, nous nous proposons d'en faire l'essai ultérieurement. C'est d'ailleurs un procédé analogue à la galvanocaustie et les deux méthodes reposent sur les mêmes idées théoriques.

En terminant, il nous faut encore agiter la question concernant l'époque la plus favorable pour commencer le traitement. Les uns veulent intervenir un ou deux mois avant l'accès, les autres attendent le début de la première crise. Dans ces dernières années, nous avons fait la première cautérisation avant l'époque présumée du début, mais cette cautérisation n'a été suivie d'aucun effet, et nous avons dû intervenir, comme par le passé, en pleine période de Hay Fever. On s'est demandé aussi s'il fallait opérer pendant les accès ou dans les moments d'accalmie. A notre avis, il est indifférent de cautériser pendant ou après la crise; le résultat est identique dans les deux cas.

Nous maintenons donc, à l'encontre de tout ce que l'on a pu dire, que la cautérisation par le galvanocautère ou l'ac'de acétique est le procédé de choix. On peut combiner ce traitement avec tous les palliatifs locaux et avec la médication générale. Mais c'est à la cautérisation seule que l'on doit attribuer les résultats les plus sûrs et les plus brillants.

CONCLUSIONS

1° L'asthme des foins n'est rien autre qu'une variété de la rhino-bronchite spasmodique.

2° La rhino-bronchite spasmodique se divise en deux variétés : l'une périodique ou rhume des foins proprement dit, l'autre apériodique survenant dans n'importe quelle saison de l'année.

3° Les deux variétés ne diffèrent que par la nature de l'agent irritant extérieur, cause déterminante de l'accès. Toutes deux peuvent se compliquer de crises d'asthme qui viennent s'ajouter aux troubles de la muqueuse nasale.

4° La plupart des théories émises ont eu le tort de n'envisager qu'un point de la question.

5° La seule théorie admissible est une théorie mixte qui englobe tous les éléments du problème.

6° L'asthme des foins dépend de trois facteurs principaux :

A. Terrain prédisposé, neuro-arthritisme ayant pour conséquence une susceptibilité particulière des centres nerveux ;

B. Muqueuse nasale douée d'un certain degré d'hyperexcitabilité réflexe;

C. Un agent irritant extérieur, seule cause déterminante des accès.

7° Le traitement peut s'adresser aux trois facteurs.

Il est préventif dans le premier cas, curatif ou palliatif dans le second et prophylactique pour le troisième.

8° Le traitement chirurgical, qui a pour but de supprimer les zones sensibles de la pituitaire, est le seul qui donne des résultats positifs et certains.

TABLE DES MATIÈRES

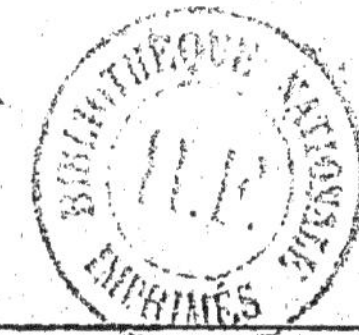

PARIS. — IMPRIMERIE F. LEVÉ, RUE CASSETTE, 17.

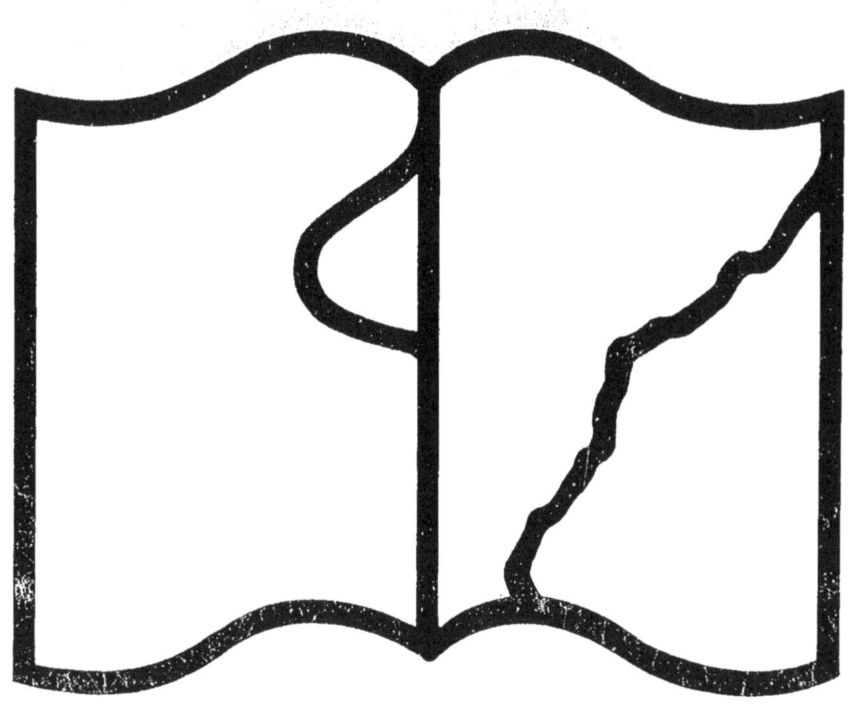

Texte détérioré — reliure défectueuse

NF Z 43-120-11

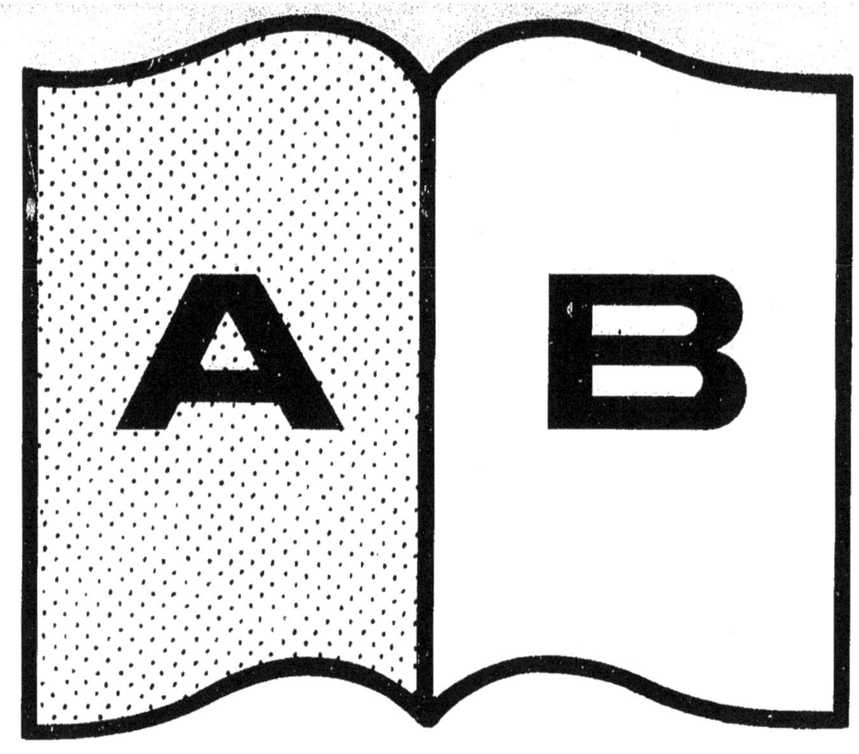

Contraste insuffisant

NF Z 43-120-14

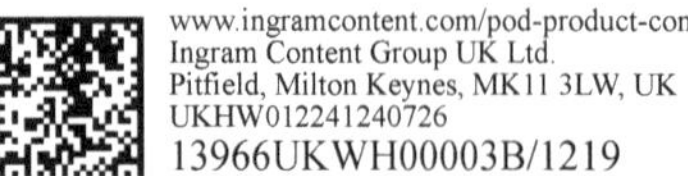
www.ingramcontent.com/pod-product-compliance
Ingram Content Group UK Ltd.
Pitfield, Milton Keynes, MK11 3LW, UK
UKHW012241240726
13966UKWH00003B/1219

9 782011 903693